苏州市吴中区科学技术协会
苏州市吴中人民医院　健康科普系列丛书

HAOYUN YISHENG , NI YINGGAI LIAOJIE ZHEXIE

好孕益生，你应该了解这些

苏州市吴中人民医院◎编著

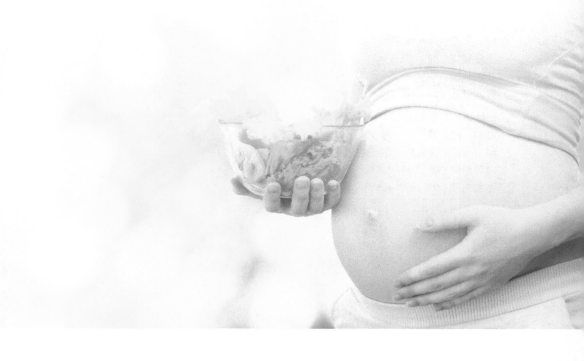

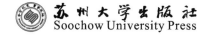

苏州大学出版社
Soochow University Press

图书在版编目(CIP)数据

好孕益生,你应该了解这些 / 苏州市吴中人民医院
编著;陈星主编 . —苏州:苏州大学出版社,2020.9
(苏州市吴中区科学技术协会、苏州市吴中人民医院
健康科普系列丛书)
ISBN 978-7-5672-2864-1

Ⅰ.①好… Ⅱ.①苏… Ⅲ.①优生优育 – 基本知识
Ⅳ.①R169.1

中国版本图书馆 CIP 数据核字(2020)第 161738 号

书　　名:好孕益生,你应该了解这些
编　　著:苏州市吴中人民医院
责任编辑:刘一霖
助理编辑:牛涵波
装帧设计:刘　俊
出版发行:苏州大学出版社(Soochow University Press)
社　　址:苏州市十梓街 1 号　邮编:215006
印　　刷:虎彩印艺股份有限公司
邮购热线:0512-67480030
销售热线:0512-67481020
开　　本:700 mm×1 000 mm　1/16　印张:8.5　字数:107 千
版　　次:2020 年 9 月第 1 版
印　　次:2020 年 9 月第 1 次印刷
书　　号:ISBN 978-7-5672-2864-1
定　　价:33.00 元

若有印装错误,本社负责调换
苏州大学出版社营销部　电话:0512 – 67481020
苏州大学出版社网址　http://www.sudapress.com
苏州大学出版社邮箱　sdcbs@ suda.edu.cn

编写人员名单

主　编：陈　星

副主编：王　科　张胜英

编　者：（按姓氏笔画排列）

孙春意　张　勤　陆卫伟

陈　曦　金　蕾　樊　杰

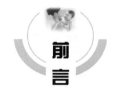

优生是指生一个体格健壮、智力发达的孩子；优育是指根据新生儿和婴幼儿的特点，用科学的知识与方法抚育孩子。优生优育有利于提高人口素质，使家庭美满幸福。

本书分为三个部分，分别为孕妇篇、产妇篇和新生儿篇。孕妇篇主要介绍了孕前检查的内容及孕前准备事项，告诉父母孕前检查的重要性及必要性等。产妇篇和新生儿篇主要告诉父母怎样护理好幼小的生命，为什么要尽早开始母乳喂养，如何适时给孩子增加辅食，怎样促使母乳增加等。初为人父、人母者，还要学习和了解婴幼儿身心发育的特点，把握好婴幼儿智力开发的关键时期。

本书内容浅显易懂、贴近生活，是优生、优育、优教的"好参谋"。由于编者水平有限，书中难免有不足之处，恳请读者批评指正。

目 录

孕 妇 篇

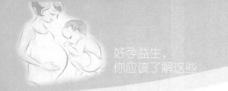
产 妇 篇

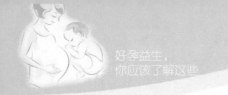
新生儿篇

目录

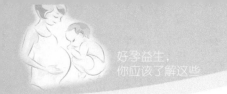

孕妇篇

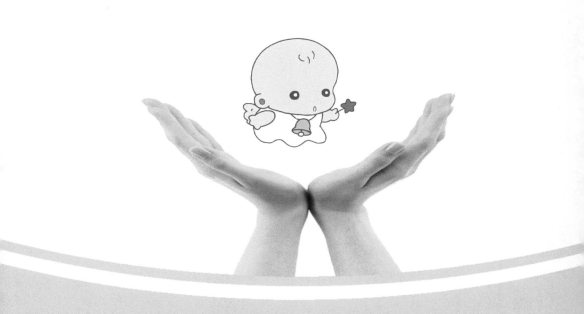

1. 在备孕期须做哪些孕前检查?

妇女在备孕前 6 个月应做孕前检查,这样才能减少孕期的一些困扰。妇女若想了解目前的身体状况是否适合孕育一个宝宝,就必须做一些必要的孕前检查。

1. 血常规检查

妇女做血常规检查可以及早发现贫血、白血病、血小板减少等血液系统疾病。一旦发现问题,需要在治疗结束,并经医生同意后再怀孕。

2. 血型检查

如果女性是 O 型血,而男性不是 O 型,或女性是 Rh 阴性血型,而男性是非 Rh 阴性血型,在孕期溶血现象就可能发生,影响胎儿的健康。所以如果夫妻双方的血型为这两种情况之一,在孕期妇女就需要加强这方面的监护。

3. 肝肾功能检查

怀孕会加重肝脏和肾脏的负担。如果检查时发现有肝、肾方面的疾病,妇女要听取医生的建议,最好在治愈后再考虑怀孕。

4. 乙肝病毒检查

妇女在孕前应检查乙肝五项。若从未感染乙肝病毒,应接种乙肝疫苗。如果检查发现乙肝大三阳及肝功能异常,须接受治疗并避免怀孕。如果检查发现乙肝小三阳,应进一步定量检测乙肝病毒 DNA。乙肝病毒 DNA 检测结果呈阴性的妇女可以怀孕,待生产后可以给胎儿注射乙肝免疫球蛋白和乙肝疫苗,有效阻断乙肝病毒的母婴传播。

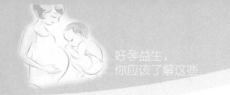
5．梅毒、人类免疫缺陷病毒检查

妇女孕前应检查有无人类免疫缺陷病毒（HIV）感染及梅毒。若发现异常，妇女须在孕前治疗。

6．TORCH 系列检查

子宫内感染是导致胎儿生长发育不良的重要因素。目前已知的主要病原体有弓形虫、风疹病毒、巨细胞病毒、单纯疱疹病毒及其他病毒。这些病原体属于 TORCH 病群。如果妇女感染了上述任何一种病原体，均有可能在怀孕的过程中使胎儿感染，导致流产、胎儿畸形、胎儿先天性智力低下、死胎等。妇女孕前如果查出处在病毒感染期，则不能怀孕，需要待感染自愈后或不再有传染性时再怀孕。如果检查结果都为阴性，为了避免孕期初次感染可能对胎儿带来的危害，妇女最好在孕前 3 个月接种风疹疫苗。而对于其余几种病毒，目前临床尚无有效的疫苗预防方案，妇女需要在孕期注意预防。

7．妇科检查

妇女孕前最好做一次妇科检查。如果发现有淋球菌、沙眼衣原体等致病微生物感染，应暂不怀孕，并及时接受治疗。如果患有霉菌性或滴虫性阴道炎，最好治愈后再怀孕。此外，还应该做一次妇科彩超，了解子宫及其附件的情况。另外，育龄期女性每年应该做一次宫颈液基薄层细胞学检查（TCT），如果发现异常情况，应该及早治疗，并避免在此期间怀孕。

8．尿常规检查

妇女孕前做尿常规检查有助于肾脏疾病的早期诊断。

9．心电图检查

妇女孕前做心电图检查可以了解是否有心脏疾病。孕期心脏的负担会加重，如果心脏有异常，孕妇恐不能承受孕期的负荷。

10. 胸片检查

胸片检查可以诊断出结核病等肺部疾病。患结核病的妇女应在治愈后再怀孕。

11. 口腔检查

妇女孕前最好做一次全面的口腔检查。若发现有龋齿、牙周病、阻生智齿等，应先进行治疗再怀孕。

（1）如果妇女每年都体检，做孕前检查时可以将体检报告带去给医生看。如果医生认可，则妇女只做一些必要的其他检查即可。

（2）如果妇女患有高血压、糖尿病、甲状腺疾病等，应积极咨询医生，在医生的指导下怀孕。

（3）如果妇女曾有过反复流产或有家族遗传病史等，应向医生进行遗传咨询并做一些必要的检查。

（4）月经不规律或不正常的妇女必要时应做内分泌检查。

（5）酒精是致畸剂之一。孕妇在孕期大量饮酒可导致胎儿生长受限、行为紊乱、脑发育缺陷、颅面异常等。孩子多动、协调性差、发育迟缓常与孕妇慢性摄入大量酒精有关。

烟草中含有潜在的致畸物质，这些致畸物质可引起胎儿生长受限。吸烟对胎儿的危害大小与孕妇吸烟量的多少有关。研究证实，吸烟会增加不育、自然流产、前置胎盘、胎盘早剥、早产及胎儿先天畸形发生的概率。鉴于以上因素，孕前有吸烟、喝酒习惯的女性应该积极戒烟、戒酒。

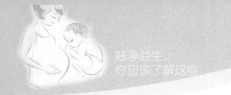
（6）妇女在备孕时和孕中都应远离甲醛、农药、放射线、铅、汞等有害物质。

（7）妇女在备孕期不要自行随意服用药物，若生病，确实需要用药时，要在医生的指导下用药。也不要滥用保健品，更不要随便听信和滥用所谓的"偏方""秘方"。如果用药之后发现自己怀孕了，应请医生根据自己的妊娠时间和用药情况，结合自己的自身因素综合考虑是否需要终止妊娠。

（8）妇女在孕前和孕中都应保持健康的生活方式，减轻压力，放松心情。

（9）妇女在孕前3个月至孕后1～3个月须在医生的指导下服用叶酸或多种维生素片等。

2. 你知道如何推算排卵期吗？

只有精子和卵细胞相遇结合，妇女才有可能怀孕。妇女每个月一般只排出一个卵细胞，且男性的精子在女性体内存活的时间有限。所以，把握时机在排卵期行房，会大大提高怀孕的概率。那么，怎样推算排卵期呢？

根据月经周期推算：月经周期正常者，大多在两次月经中间排卵；月经周期后延者，排卵期通常在下次月经来潮前14天。

根据宫颈黏液性状推算：排卵前24小时宫颈黏液量会增多，透明无色，呈鸡蛋清样，黏性很强。

3. 怀孕早期症状有哪些？

1. 孕早期症状一：月经停止

月经停止是怀孕最显著也是最早的信号。一般正值生育年龄的妇女，如果平时月经正常，但在与伴侣未采取避孕措施发生性行为后超过正常经期两周没来月经，就有可能是怀孕了。如果继续停经 14 天以上，妇女应立即到医院化验检查。

2. 孕早期症状二：乳房有刺痛、膨胀和瘙痒感

从受精卵着床的那一刻起，孕妇体内的激素水平就开始发生变化。其中，最明显的征兆之一就是乳房敏感、胀痛。这种胀痛感与女性在经期前的感觉很相似，但较后者更强烈一些。这种征兆通常会在怀孕 3 个月之后有明显好转。

对于怀孕时乳房出现的胀痛，孕妇可以采用热敷、按摩等乳房护理方式来缓解，且动作一定要轻柔。

3. 孕早期症状三：常有恶心、呕吐的感觉

事实上，很多怀孕初期的孕妇时常会有恶心、呕吐的感觉。孕吐大概在怀孕一个月之后才会出现。少数女性在整个孕期都不会出现这种症状。孕吐不仅仅出现在早晨，在中午或晚上都有可能发生。差不多一半有孕吐症状的女性在孕中期就不再出现恶心、呕吐现象了。其余女性的孕吐症状可能还需要持续一个月左右的时间，才会有所减轻。

这种"害喜"症状是可以缓解的。孕妇可以用食物疗法，即避免摄入油腻及油炸的食物，早晨下床前先吃几片苏打饼干，另外喝果汁也可以改善症状。如果症状还是很严重，孕妇可以在医生的指导下

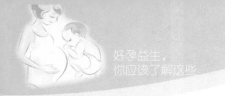
服用止吐药及维生素 B6 来改善；如果症状严重到引起低血糖、脱水及肝功能异常，孕妇则需要住院治疗。

4. 孕早期症状四：皮肤颜色有变化

（1）容光焕发。

由于怀孕时血流量增加，因此孕妇的脸庞可能会比平时要红润许多。另外，由于怀孕时皮脂腺也会分泌出较多的油脂，因此孕妇看上去比平常更加容光焕发。

（2）色素沉淀。

色素沉淀是最明显的皮肤变化，因为体内激素水平的改变，颈部、腋下、乳晕、腹部中线、股沟及手脚关节处部位都可能产生色素沉淀。除此以外，黑眼圈会加重，色素斑也会形成。黑眼圈的加重和长期睡眠不足、怀孕时色素沉淀及血管淤积都有关系。

（3）粉刺增长。

由于怀孕初期黄体酮的分泌，加之睡眠不好或生活压力大等种种因素，很多孕妇会长粉刺。

5. 孕早期症状五：阴道黏膜变色

在怀孕初期，孕妇的阴道黏膜可能会因充血而呈现出较深的颜色，常常由怀孕前的淡红色变为深红色或紫红色。这些需要医生做出判断。

在怀孕初期白带也会增加，呈透明水状，偶尔呈淡黄色但无异味是正常的。怀孕初期少量出血也是常见现象。此外在怀孕初期，受体内激素急剧增加的影响，阴道分泌物增多同样是正常现象。如果外阴不发痒，白带也无臭味，孕妇就不用担心。

6. 孕早期症状六：容易疲倦

怀孕的一个早期症状就是容易疲劳。孕妇或许会更早地上床睡觉，但是发现早上起床更加困难。如果有工作做，一到中午，就会觉得疲惫，需要找个地方躺下休息。诸如逛街等简单活动会令你感到非常疲劳，甚至头重脚轻。所有这些症状，都源于孕妇体内激素的增长。不过这些症状不会持续太久，很快就可以消失。

如果你知道自己怀孕了，那么在必要的时候，就可以小憩 15 ～ 30 分钟。

7. 孕早期症状七：频尿

怀孕的一个症状就是更加频繁地"光顾"洗手间。造成这个现象的原因是膨胀的子宫给膀胱造成了压力。同时，在怀孕期间，孕妇体内的血液及其他液体量增加，导致更多的液体经过肾处理进入膀胱，形成尿液。

尿频可能在孕妇怀孕 6 周时就已经出现了。不断长大的宝宝会给孕妇的膀胱施加更大的压力，怀孕早期的尿频症状可能会持续存在，甚至更加严重。这是一种自然现象，用不着治疗，因此，孕妇无须担心。

4. 孕前需准备些什么？

妇女在受孕前的 3 ～ 12 个月，丈夫应保持健康的身体。同时，精神愉快、加强营养也是必不可少的。

对妇女来说，孕前准备更重要。凡患有病毒性肝炎、肺结核等疾病的妇女，应在疾病有效、彻底地治愈后再考虑受孕。如果妇女婚后较长时期服用避孕药或在体内放置了节育环，应在停药后 6 个月或将节育环取出后观察 3 个月以上无异常变化时再受孕。

妇女有两次以上习惯性流产或早产者，应把受孕时间往后推移

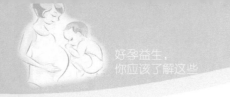

12 个月以上。

孕前腹部接受 X 射线照射的妇女，亦应在停止照射 2 ～ 3 个月后再受孕。

接触农药、杀虫剂、二氧化硫、铜、镉、汞、锌等有害物质过久的妇女，体内有害物质残留量一般在停止接触后 6 个月至 1 年才基本消除。这类妇女最好在停止接触有害物质 1 年以后再受孕。

嗜烟酒的妇女应该在戒掉烟酒 3 ～ 6 个月后再怀孕。

在饮食方面，备孕的妇女更要注意。其实很多食物都会影响人们的生育能力。如果你正准备怀孕或已经怀孕，就要少吃以下 8 种食物：

（1）辛辣食物。

辣椒、胡椒、花椒等调味品刺激性较大，多食可引起正常人便秘。若计划怀孕或已经怀孕的妇女大量食用这类食品，会出现消化功能障碍。因此，建议妇女孕前或孕中尽可能避免摄入此类食品。

（2）酒。

酒精是导致胎儿畸形和智力低下的重要因素。妇女应尽可能避免饮酒。

（3）过多的糖。

糖在人体内的代谢会大量消耗钙，孕期钙的缺乏会影响胎儿牙齿、骨骼的发育。糖不是基本的营养物质，摄入过多会造成妇女超重。

（4）味精。

味精的成分是谷氨酸钠，进食过多味精可影响锌的吸收，不利于胎儿神经系统的发育。

（5）人参、桂圆。

中医认为孕妇食用人参会引起气盛阴耗，加重早孕反应、水肿和高血压等；桂圆辛温助阳，孕妇食用后易动血动胎。因此，孕妇应谨慎食用人参、桂圆。

（6）含咖啡因的食品、饮料。

准备怀孕的妇女不要过多饮用咖啡、茶及其他含咖啡因的饮料和食品。某些专家研究后认为，咖啡因可以在一定程度上改变女性体内的激素水平，从而间接抑制受精卵在子宫内的着床和发育。

（7）胡萝卜。

国外有妇科专家研究发现，妇女吃过多胡萝卜后，摄入的大量胡萝卜素会引起闭经和抑制卵巢的正常排卵功能。因此，欲生育的妇女不宜多吃胡萝卜。

（8）向日葵籽。

向日葵籽的蛋白质部分含有影响正常生育功能的成分，故育龄妇女不宜多食。

五大备孕秘诀

（1）神养：妇女应保持心情愉快，这样不仅可以增进机体的免疫力，同时还能促进骨髓造血功能，有利于怀孕。

（2）睡养：妇女应保证有充足的睡眠及充沛的精力和体力，并做到起居有常，娱乐有度，劳逸结合。要学会科学地生活，养成现代科学健康的生活方式，不熬夜，不偏食，戒烟限酒。

（3）动养：妇女要经常参加体育锻炼，如做健美操、跑步、散步、做球类运动、游泳、跳舞等，以增强体质和身体的造血功能。

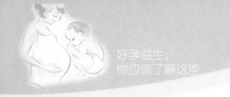

（4）食养：妇女日常应适当多吃一些富含"造血原料"的优质蛋白质，以及富含必需微量元素铁、铜及叶酸和维生素 B12 等的营养物质，如动物肝脏、鱼、虾、蛋类、豆制品、黑木耳、黑芝麻、红枣、花生，以及新鲜的蔬菜、水果等。

（5）药养：贫血的妇女应进补养血药膳。

5. 有哪些助你快速受孕的小妙招？

如果你已经准备好怀孕了，那么有 15 个关于数字的知识，你是一定要知道的。记住以下这些数字，能让你轻松备孕，甚至快速受孕。

1. 12 ～ 24 小时

12 ～ 24 小时是卵子的存活时间。卵子的受精能力最强的时间在排卵后 24 小时内。进入输卵管内的卵子，如果在 24 小时内与精子相遇，精子和卵子就可以结合，若在此阶段精子与卵子失去相遇的机会，卵子就会失去受精的能力。因此一般来说，只有在排卵前后的 1 ～ 2 天内同房，妇女才有怀孕的可能。

2. 2 ～ 3 天

2 ～ 3 天是精子在女性体内存活的时间。虽然精子在体外只能存活几分钟，但在女性体内的存活时间能长达 3 天，神奇的时间差也为精子与卵子的结合提供了更多可能。

3. 6 ～ 7 天

6 ～ 7 天是受精卵完成着床所需要的时间。一般来说，受精过程需要 24 小时，而在受精后第 6 ～ 7 天，胚泡开始着床，着床位置多在子宫上 1/3 处，植入完成就意味着胚胎已安置，并开始形成胎盘，孕育胎儿了。

4. 14 天

如果月经周期规律的话，女性的排卵日一般在下次月经来潮前的 14 天左右。排卵日的前 5 天和后 4 天，连同排卵日在内共 10 天称为排卵期。在这段时间里，促黄体生成素水平快速上升，刺激卵子排出。同时，宫颈黏液变得润滑，使精子更容易和卵子相遇。

5. 7 天

7 天是排卵期的有效受孕时间。排卵期的有效受孕时间一般是女性排卵前 5 天，以及女性排卵之后的 2 天。因为精子可以在女性体内最多存活 5 天，卵子排出后，只能在女性体内存活 2 天，所以说，有效的受孕时间一般是 7 天左右。

6. 0.3 ℃～0.5 ℃

在排卵期，女性的体温会上升 0.3 ℃～0.5 ℃。排卵一般发生在体温上升前或上升的过程中。女性的基础体温一般会随着排卵期变化而有所变化。在女性月经周期的前半期，体温波动在 36.6 ℃ 以下，排卵后女性就会转入月经周期的后半期，在正常情况下体温比前半期的还要高一些，正常的波动在 36.6 ℃～37 ℃ 之间。如果体温上升，说明已排卵。在持续大约两周的高温期后，女性的体温就会再度降低。

7. 17：00—19：00

17：00—19：00 是一天之内的最佳受孕时间。科学研究发现，女性体内的激素在受孕上起着关键作用，它可使大多数妇女的排卵集中在 17：00—19：00 这段时间。

8. 28 岁

生育的年龄尽量不要超过 28 岁。过晚怀孕，卵子质量会下降，

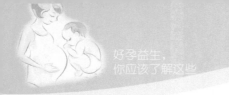
胚胎畸形的概率会增高；同时，也不利于及时发现问题，从而增加了治疗难度。生理学家认为，23～28岁是女性生育的最佳年龄段，在这一时期，女性全身发育完全成熟，卵子质量高，若怀胎生育，并发症少，分娩危险小，胎儿生长发育好，早产儿、畸形儿和痴呆儿的发生率最低。

9. 8—9 月

8—9月是一年中适合怀孕的最佳月份。如果选择在8—9月受孕，怀孕的第3、第6个月都处在气候相对适宜、营养便于调配的季节，胎儿的神经系统可以得到良好的发育。

10. 24

美国一项研究发现，BMI（体重指数）接近24的女性，其怀孕概率是其他女性的两倍。BMI如何计算呢？其实算起来很简单，公式是 $BMI = 体重(kg) \div 身高^2(m^2)$。

其实BMI为24的女性身材属于微胖。如果你在备孕，且你的BMI刚好接近24，就不要为减肥苦恼了。保持这个身材吧，因为这会让你比其他人更容易受孕。

11. 10%

偏瘦的女性体重每增加10公斤，怀孕概率就会相应提升10%，所以孕前控制体重很重要。根据前文内容，大家可以把最易受孕的标准体重指数定为 $BMI = 24$，如果 $BMI < 24$，那就适当增肥；如果 $BMI > 24$，那就适当减肥。不过要记住，过胖、过瘦的人受孕概率都会相应减小。

12. 1.7%

1.7%是双胞胎女性受孕再生双胞胎的概率。有科学家通过对双胞胎家族的调查，发现有4%的双胞胎其母亲也是双胞胎之一，而仅 1.7% 的双胞胎其父亲是双胞胎之一。能否怀上双胞胎，遗传的基因主要来自母亲。本身即为双胞胎之一的女性，其双胞胎妊娠概率为 1.7%；相反，本身不是双胞胎之一而其父亲或母亲是双胞胎之一的女性怀双胞胎的概率为 0.8%。

13．400 微克

400 微克是女性备孕时每天进补的叶酸量不能超过的数字。虽说不同的人对补充叶酸的需求量不同，不过专家们也认为，补叶酸并不是多多益善。叶酸补充过多反而会弄巧成拙，带来副作用。有些人长期大剂量服用叶酸会出现厌食、腹胀、恶心等肠胃病症。总而言之，女性补叶酸应尽量采取食补，多吃绿叶蔬菜。

14．20%

男性每天吸烟 30 支以上者，畸形精子的比例超过 20%，且吸烟时间越长，畸形精子越多。停止吸烟半年之后，精子才可以恢复正常。如果怀孕前夫妻双方或一方经常吸烟，烟草中的有害成分会通过血液循环进入生殖系统，直接或间接地产生毒性作用。所以，准备怀孕的夫妻双方，至少在孕前 3 个月就应戒烟。

15．5～10 下

女性孕前每天做仰卧起坐 5～10 下，可以增强孕力。多做脚部运动，可加强下腹腔血液循环，减少长时间的坐姿引起的不适，避免脑部充血。每天做仰卧起坐 5～10 下，可强化腹直肌的力量。腹直肌肌力弱是体力差的标志，也关系任脉与子宫的生理功能。所以坚持锻炼能增强孕力，对于提升将来承受怀孕的体力负荷与顺利生产都大有帮助。

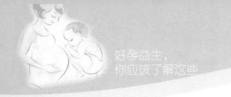
6. 孕前需要补充哪些营养元素?

1. 补充叶酸

如果备孕女性体内的叶酸不足，宝宝出现缺陷的概率就会升高。所以为了可以生出健康的宝宝，备孕女性就要从备孕前的三个月开始相应地补充叶酸。

富含叶酸的食物如动物的肝脏、绿叶蔬菜、水果、豆类等。尤其是香蕉中含有相当丰富的叶酸，备孕女性每天吃一根香蕉，不仅可以预防便秘，还可以补充叶酸，可谓一举两得。

2. 补充维生素 E

维生素 E 是女性在备孕期间所必须摄入的营养元素之一。它的功效除了养颜美容外，还可以促进女性的卵泡成熟，增加孕酮的作用。

富含维生素 E 的食物有绿叶蔬菜、麦芽、花生、芝麻等。

3. 补碘

碘是一种微量元素，是人体合成甲状腺素的重要原料，而甲状腺素对参与大脑发育的细胞增殖和分化有决定性的作用。有研究表明，孕期适当补充碘的女性所生的宝宝，各个水平阶段身体状态都会高于孕期没有补充碘的女性所生的宝宝。

富含碘元素的食物有海带、紫菜、干贝、裙带菜等。

4. 补锌

锌元素对宝宝的大脑发育起着无可替代的作用。孕妇缺乏锌元素会导致食欲下降，消化和吸收功能受到影响，免疫力随之减退，从而使得胎儿的生长发育变得缓慢，所以女性孕期补充锌元素是非常有必要的。

富含锌元素的食物有生蚝、牡蛎、动物肝脏、瘦肉、南瓜子、黄豆、扁豆等。

7. 叶酸到底是什么？

叶酸是维生素 B 族中的一种，也叫维生素 B9，是水溶性维生素。叶酸能够协助维持大脑的正常功能。所以说，叶酸是一种人人都需要的营养物质。

在日常生活中，我们通常用"叶酸"这个词来指代天然叶酸和叶酸补充剂（或称叶酸增补剂、叶酸片、合成叶酸等）。很多食物（包括肝、豆类和绿叶蔬菜等）中都包含天然叶酸。叶酸补充剂则是合成形式的天然叶酸，既可以是单纯的维生素片，也可以添加在多种维生素补充剂中。

8. 只补充天然叶酸就足够了吗？

和许多维生素一样，食物中的天然叶酸也容易在烹饪时被破坏。同时，人的身体能够吸收补充剂中的所有叶酸，但对于食物中包含的天然叶酸则只能吸收一部分。所以，备孕的女性和孕妇更需要服用叶酸补充剂。

9. 缺乏叶酸的症状是什么？

缺乏叶酸可能会引起腹泻、食欲缺乏、体重减轻，也可能会引起

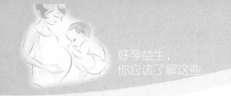

身体虚弱、嗓子疼、心跳加快和易怒等现象，还可能会引起贫血、皮肤颜色发生变化，或者加重皮肤已经变色的现状。

女性轻度缺乏叶酸也许不会有任何症状，但就不能给宝宝早期胚胎发育提供所需要的叶酸量了。所以，如果你计划怀孕，还是应该提前服用叶酸补充剂。

10. 服用叶酸补充剂有副作用吗？

小剂量叶酸（400 微克/天）一般很少引起副反应。叶酸的副作用往往出现在大剂量服用叶酸的孕妇身上。成人的叶酸最高可耐受量为 1000 微克/天。

为了避免过量服用叶酸，女性要养成看产品标签的习惯，要学会计算摄入叶酸的总量。如果你有任何不确定的地方，一定要咨询医生。

11. 月经推迟是叶酸的副作用吗？

现在临床上还不确定月经推迟与服用叶酸之间是否存在相关性。女性开始服叶酸后，可能对妊娠问题开始关注。这种潜意识对情绪产生的影响也有可能会影响月经周期。如果女性只是服用小剂量的叶酸（如 400 微克/天），理论上应该不会引起内分泌变化。

12. 叶酸补充剂能促排卵吗？

叶酸补充剂只是用于补充人体所需的叶酸而已，并不能促排卵。

13. 唐氏筛查的最佳时间是什么时候？

唐氏综合征筛查简称"唐氏筛查"，是一种具有特殊意义的检查方法。做唐氏筛查的最佳时间是在怀孕后的第 15 ～ 20 周。

14. 哪些孕妇应该做唐氏筛查？

每个孕妇都应该做唐氏筛查。唐氏综合征的发生具有随机性，只有大约 1% 的唐氏综合征患者的发病因素与遗传因素相关，其他患者的发病因素不明。有研究者指出，所有出生的唐氏综合征患儿中，35 岁以上妇女娩出的唐氏综合征患儿占 30%，35 岁以下孕妇娩出的占 70%。因此，开展针对适龄孕妇的普遍唐氏筛查具有积极的社会和经济意义。

15. 如何进行唐氏筛查？

临床上多采用联合血清学的方法筛查唐氏综合征。抽取孕妇的外周血（不用空腹），提取血清，结合孕妇的预产期、年龄和抽血时的孕周及体重计算出"危险系数"，这样可以筛查出 80% 的唐氏综合征胎儿。同时此项检查还可以筛查出神经管缺损、18 三体综合征及 13 三体综合征胎儿。血清检查结果呈阳性的孕妇还须做羊水检查以明确诊断。

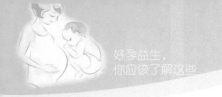
16. 唐氏筛查结果的正常值标准是什么？

各个医院的唐氏筛查结果计算方法不完全一样，定的标准也不一样。有的医院定的正常值标准是小于 1/270，有的医院定的正常值标准则是小于 1/380。根据实际情况，孕妇可向医生咨询，必要时做进一步检查。

17. 缓解孕吐的方法有哪些？

孕吐是怀孕过程中非常自然和正常的现象。大约 3/4 的孕妇都会多多少少出现孕吐症状。完全避免孕吐症状的出现是很困难的，但是孕妇可以采取一些方法控制孕吐的严重程度。下面介绍几种缓解孕吐的方法。

1. 缓解孕吐方法一：不强迫自己

孕妇要尽量避免可能会让自己觉得恶心的食物或气味。如果你觉得好像吃什么都恶心，那么可以吃那些能提起你胃口的食物，哪怕这些食物不能让你达到营养均衡也没关系。

2. 缓解孕吐方法二：吃冷食

孕妇可试着吃些凉的或常温状态下的食物，因为这些食物的气味没有热的食物的气味那么强烈。

3. 缓解孕吐方法三：吃点零食

孕妇可在床头放些饼干等零食。醒来后，可以先吃几片饼干，然后休息一会，再起床。如果半夜醒来感到恶心，也可以吃点饼干来缓解一下。

4. 缓解孕吐方法四：少食多餐

孕妇可随时吃点零食，不要让自己的胃空着，因为空腹最容易引起恶心。另外，可多吃富含蛋白质的清淡食物，因为这类食物有助于抑制恶心。

5. 缓解孕吐方法五：避免高脂肪食物

孕妇要避免吃高脂肪的食物，因为它们需要更长的时间才能消化。要避免吃油腻、辛辣、酸味和油炸的食物，因为这些食物会刺激孕妇已经变得脆弱的消化系统。

6. 缓解孕吐方法六：小口喝水

不要"牛"饮！如果一口气喝太多的水，胃里就盛不下其他食物了。如果你吐得很频繁，可以尝试喝含有葡萄糖、盐、钾的运动饮料，这能够帮助你补充一部分流失的电解质。

7. 缓解孕吐方法七：避免空腹服用维生素补充剂

孕妇不要早晨起床后空腹服用维生素补充剂，可以试着在吃东西时服用，也可以在晚上入睡前服用。你也可以咨询医生是否可以暂时换一种含铁较少的维生素补充剂，因为目前你脆弱的消化系统很难承受铁这种矿物质。

8. 缓解孕吐方法八：试试含姜的食物

姜能够让你的胃感到舒服一些。孕妇可以把生姜切碎，用热水冲泡，给自己做一杯姜茶。姜糖也是不错的选择。

9. 缓解孕吐方法九：戴穴位腕带

在部分药店可以买到柔软的棉质穴位腕带，戴上它能防止孕吐。也可以向医生咨询，并佩戴电子腕带。这种腕带能利用微弱的电流刺激相应的穴位，很安全，而且研究表明，它对一些孕妇缓解孕吐很有效。

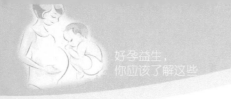
10. 缓解孕吐方法十：服用维生素 B6

虽然人们不知道为什么维生素 B6 可以缓解孕吐，但有些孕妇发现它确实有效。但是在没有征求医生的意见之前，孕妇千万不要擅自服用维生素 B6 或任何其他补充剂。

如果以上缓解孕吐的方法对你都不起作用，你可以请医生开一些孕期可以安全服用的止吐药。

18. 孕妇吃水果有讲究吗？

孕妇面对丰富诱人的水果，不能只顾大快朵颐。有些水果应少吃，因为对宝宝不利。

在孕中期，如果孕妇和胎儿的状况比较稳定，孕妇就可以根据自己的体质选择多种水果进行补充。

体质偏寒的孕妇可以适量地吃一些热性水果，如樱桃、龙眼、荔枝、石榴、榴梿等；体质偏热的孕妇应适量地吃一些寒性水果，如梨、西瓜、香蕉、柿子、柚子等。

孕妇吃水果的时候一定要注意适量多样，且最好在饭前或饭后一小时吃。

19. 孕妇在孕晚期饮食上要注意什么？

1. 摄入充足的维生素

孕妇在孕晚期需要补充充足的水溶性维生素，尤其是维生素 B1。缺乏维生素 B1 容易引起呕吐、倦怠等症状，并导致分娩时子宫收缩乏力，延缓产程，所以孕妇要多吃富含维生素 B1 的食物。

2. 增加蛋白质的摄入量

孕晚期是蛋白质在孕妇体内贮存相对较多的时期，其中胎儿约存留170克，母体约存留375克，这就要求孕晚期每日膳食蛋白质供给比未孕时增加25克。因此，孕妇应增加蛋白质的摄入量，可多摄入动物性食品和大豆类食品。

3. 补充充足的必需脂肪酸

孕晚期是胎儿大脑细胞发育的高峰期。因此，孕妇需要补充充足的必需脂肪酸，以满足胎儿大脑发育所需。

4. 增加钙和铁的摄入量

胎儿体内的钙一半以上是在孕晚期贮存的。孕妇在孕晚期应适当增加钙的摄入量，同时应补充适量的维生素D。

胎儿的肝脏在孕晚期以每天约5毫克的速度贮存铁。孕妇在孕晚期应适当增加铁的摄入量，可适当多吃动物肝脏等。

5. 热能

孕晚期热能供给量与孕中期相同，孕妇不需要补充过多，尤其在最后1个月，要适当限制饱和脂肪酸和碳水化合物的摄入，以免胎儿过大，影响顺利分娩。

20. 孕妇该怎么洗澡？

在孕期，孕妇洗澡一定要讲究方法和技巧，在保持清洁的同时，保护胎儿的安全更重要。孕妇该怎么洗澡才安全轻松呢？

1. 浴室的设备要安全

浴室地面经常湿滑，是家中最容易跌倒的地方，非常危险。所以孕妇洗澡最重要的就是要预防跌倒。因此，浴室的安全防滑设备必须

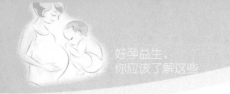
完善，例如：

（1）在浴室地板上铺上防滑垫，并定期清洗，以免积累太多污垢。

（2）在墙壁四周设置稳固的扶手。

（3）洗脸槽安装要稳固。

（4）在浴室内尽量减少杂物摆放以免被绊倒；若须放置，则靠边集中放好。

（5）买一个置物架（双层或三层，并固定妥当），集中放置所有浴室用品，以免用品到处散落造成使用不便，甚至将人绊倒，徒增危险。

2. 选购合适的沐浴用品

沐浴用品应以中性、无刺激性、无浓烈香味、具保湿性者为佳，以免伤害孕妇敏感的肌肤。

孕妇如果使用不适合的沐浴用品，可能会产生皮肤干燥、脱皮，甚至起疹子等过敏现象。香味太过浓烈的沐浴用品不但刺激性较强，而且会让人不舒服，容易造成头晕。浴室内也不要放置芳香剂，因为芳香剂对孕妇及胎儿都有刺激性。浴室只需干净、整洁、没有异味即可。

3. 不能泡热水澡，只能淋浴

孕妇不宜泡热水澡。大量的临床资料显示，高温环境容易造成胎儿无脑或脑神经缺陷。孕妇泡热水澡时如果不注意生殖保健或者有生殖系统疾病，就可能会引发宫腔感染。

同时，如果经常有冷、热水的过度刺激，孕妇容易因血液循环障碍而出现休克、晕眩或虚脱等状况。

所以，孕妇应采用其他方法替代泡热水澡，比如冲热水澡、用热水泡脚等。冬季最好利用空调或暖气等来调节室内温度。

当然，孕妇淋浴也需要注意以下事项：

（1）在怀孕 3 个月内，由于肚子较小，所以孕妇可以站着淋浴，但必须在浴室内设置扶手，以防滑倒。

（2）到了怀孕中后期，由于肚子较大、重心不稳，所以孕妇必须坐在有靠背的椅子上淋浴，以免跌倒。

4. 洗澡温度不能太高

孕妇洗澡时室温不宜过高，以皮肤不感到凉为宜。水最好温热，一般来说应在 40 ℃以下。

孕妇洗澡的水温不能太高有两个原因：

（1）洗澡水温度过高会影响子宫内环境，容易损害胎儿神经系统。

（2）洗澡时水温高，蒸汽就多，容易导致孕妇头晕或看不清楚，跌倒事件就容易发生。

另外，浴室要有良好的通风设备，否则温度持续上升、蒸汽不易排出，容易使人在浴室内晕倒。若家人听到浴室内有巨大或奇怪声音，甚至敲门后未听到响应，应立即进入浴室内查看孕妇是否发生事故，并立即给予协助或视情况紧急送医。

21. 孕期的常见病有哪些？该如何缓解？

孕妇经历了孕早期的恶心呕吐后，就将经历孕中期的各种不适：便秘、头晕、腰酸背痛、腿抽筋……但是，怀孕期间孕妇不可随意用药。那么孕中期的各种常见病该如何缓解呢？

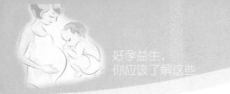
1．便秘

孕妇激素水平增加造成肠蠕动减慢，是孕妇便秘的主要原因。妊娠期子宫压迫直肠、孕期活动减少，也是孕妇便秘的原因。少数孕妇从怀孕初期就开始有便秘的困扰，而多数孕妇的便秘都发生在孕中期。

（1）孕妇应多喝水，多吃富含纤维的食物。

（2）孕妇要养成定时排便的习惯，当有排便意识时应立即排便，不要强忍。

（3）孕妇要适当做一些轻微的运动，多散步，帮助肠蠕动。

（4）孕妇要避免食用易胀气的食物，保证充足的睡眠，让身心放松。

（5）若大便仍无法通畅，孕妇可少量使用开塞露。在使用开塞露时，应注意用量和次数，只在大便特别干结时使用，不要随意使用，避免腹泻。

2．头痛、头晕

头痛、头晕是周围环境嘈杂、睡眠不足或不佳、劳累过度、心情不畅、自主神经系统紊乱等原因所致，也有可能是疾病如妊娠高血压、糖尿病、贫血所致。

（1）孕妇首先应到医院检查，排除疾病。

（2）孕妇要保持周围环境安静，保证充足的睡眠和休息。

（3）孕妇要保持室内空气新鲜和流通。气候适宜时，孕妇可到室外幽静的地方散步，呼吸新鲜空气。

（4）孕妇可找朋友聊天、谈心，多参加轻松的娱乐活动，以转移注意力。

3. 腰酸背痛

腰酸背痛是由于胎儿体积增大，孕妇腹部膨隆，身体重心前移，腰和背部的肌肉负担增加所致。孕期激素水平改变，导致韧带松弛，也是孕妇腰酸背痛的重要原因之一。

（1）孕妇可从妊娠早期开始坚持每天散步半小时或进行其他适当的运动。

（2）在酸痛的部位进行轻柔按摩或伸开双臂做深呼吸，也能减轻酸痛感。

（3）在怀孕期间孕妇不要提取重物或长时间向前弯腰。

4. 腿抽筋

孕妇常于夜间睡眠时发生小腿或大腿的肌肉痉挛、疼痛。因胎儿需要大量的钙来促进骨骼发育，所以孕妇容易缺钙。由于夜晚温度低，因此在夜间孕妇更易发生腿抽筋。

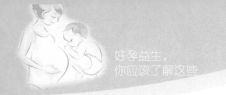

（1）孕妇应按医嘱服用钙片。

（2）当腿发生抽筋时，孕妇可迅速将脚伸直，将脚趾与脚掌慢慢向上翘，或在局部进行热敷，这样对抽筋会起到舒缓作用。

（3）孕妇睡觉前可按摩脚部，或将脚部垫高再睡。白天走路不要穿高跟鞋，也不要站立过久，以防腿部肌肉过于疲劳。

（4）孕妇可适当摄取富含钙质的食物，如牛奶、鱼虾等。

5. 手脚麻木、浮肿

妊娠期由于胎儿生长发育，子宫增大压迫下腔静脉，使静脉回流不畅，因此，孕妇长时间站立后易出现手脚麻木、浮肿等现象。但这些现象也有可能是疾病如末梢神经炎、坐骨神经痛等所致。

（1）孕妇首先应到医院检查，排除疾病。

（2）孕妇要避免过度劳累，保持良好的休息和睡眠。

（3）孕妇要注意饮食调节，多吃富含维生素 B1 的食物。

（4）伴有腿部浮肿的孕妇在休息时可将腿部垫高并避免长时间站立。

（5）每晚睡前，孕妇可用温水浸泡足部和小腿 20～30 分钟，这样有利于加速下肢的血液循环。

6. 坐骨神经痛

怀孕后，孕妇体内激素发生生理性改变，使韧带松弛，导致腰部的稳定性减弱。同时胎儿在子宫内逐渐发育长大，使孕妇的腰椎负担加重。在此基础上，如果再有腰肌劳损和扭伤，孕妇就容易发生腰椎间盘突出。腰椎间盘突出将压迫坐骨神经，造成受压迫部位水肿、充血，引起坐骨神经刺激征，即坐骨神经痛。一般情况下，大部分孕妇在分娩后，其坐骨神经痛能自愈。

（1）孕妇要注意劳逸结合，避免做剧烈的体力活动。

（2）有坐骨神经痛的孕妇睡觉时最好选用硬板床，必要时可做牵引治疗（佩戴腰围容易限制胎儿活动，不利于其发育）。

（3）睡觉时，孕妇最好采用侧卧位，平卧时要在膝关节下面垫上枕头或软垫。此外，不要穿高跟鞋。

（4）有严重坐骨神经疼痛的孕妇可在医生的指导下适当用药。

22. 孕妇为什么会感到腰痛？

孕妇感到腰痛的原因：

（1）孕妇腹部沉重，不能保持正确的姿势，使得腰部肌肉容易疲劳，从而引起腰痛。

（2）为了分娩时婴儿能顺利通过产道，孕妇体内会分泌一种激

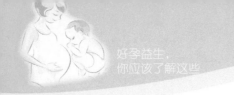

素。这种激素同时起到松弛肌肉的作用，使脊椎的弯度加大，容易引起腰痛。

（3）孕妇往往运动量少。运动不足会造成人的基础体力下降。一旦体力下降，人就不能保持正常的姿势，这也容易引起腰痛。

（4）孕期的腰痛往往集中在怀孕中后期，特别是怀孕 25 周或 26 周以后。这个时候孕妇的腹部向前隆起，站立的时候，为了保持身体的平衡，孕妇的身体会向后倾斜，重心向后转移到了臀部上方，孕妇上身的重量则由腰椎和腰部的肌肉来承担，这样就会引起腰痛。

孕妇腰痛时应勤按摩。可以在家做居家按摩操或请家人帮忙按摩。另外，也可以做局部热敷。每天在腰痛部位热敷半小时，也可减轻疼痛感觉。

孕妇要注意保暖。着凉会使肾部有不良反应，严重者会引起腰痛。

23. 孕妇日常坐立行走的注意事项有哪些？

孕妇若要坐着，应使整个臀部位于座位的中心。坐下后，可轻轻扭动腰部，将身体的重心从脊柱调整到臀部。另外，桌子和椅子的高度应该匹配，当孕妇挺直背时，桌子应位于其肚脐以上、乳房以下。

走路时，孕妇应双眼平视前方，将脊柱挺直，并且要将身体重心放在脚后跟上，让脚后跟至脚尖逐步落地。上楼梯时，为保持脊柱依然挺直，上半身应向前倾斜一些。

（1）孕妇要选择适合自己的椅子，要尽量往里坐，将后背紧贴靠背。另外，坐在沙发上时最好在腰后面垫一个靠垫。

（2）孕妇尽量不要穿高跟鞋，可选择轻便柔软的低跟鞋，以减轻腰椎负担。

24. 孕妇做家务的注意事项有哪些？

（1）扫地或吸尘时，应用双手握住笤帚或吸尘器的把手，一条腿朝前迈一小步，略微弯曲，另一条腿伸直，上身略微朝前倾斜，避免颈部和腰部用力。收拾垃圾时，要使用长把的簸箕。

（2）做饭时，为了不让腰部弯曲、颈部疲劳，孕妇可用左手扶住操作台以支撑身体，用右手操作。

（3）熨烫衣服时，如果采用坐姿，应将熨衣板高度调至大腿部位，不要弯腰，用胳膊用力熨烫。采用立姿熨烫时，为了保持平衡，可在熨衣板下放一个脚垫，将一只脚放在上面，这样就可以保持身体前倾。

（4）洗衣服时，如果洗衣机的开口朝上，孕妇可把洗衣篮放在与洗衣机几乎等高的地方。在洗衣机上找到两个支点，将双腿平行分开，腿部略微弯曲，使膝盖顶住机身，将肚子靠在洗衣机上，让腰部略微弯曲。取出衣服时也采取同样的姿势。如果洗衣机的开口在侧面，孕妇可把洗衣篮放在地上，让一条腿的膝盖着地，将另一条腿弯曲成直角，然后用一只手扶住洗衣机，这样可以不用弯腰。

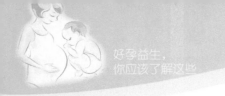

25. 孕妇起居的注意事项有哪些？

（1）躺下时，孕妇若取侧卧位，需把双腿一前一后弯曲起来。若取平躺位，在躺下时，可以先把双腿弯曲，支撑起骨盆，然后轻轻扭动骨盆，直到让腰部舒适地紧贴床面为止。已发生腰痛的孕妇可采取平躺、双腿弯曲的睡姿，在小腿下垫几个枕头，这样能使腰部得到最大限度的放松。

（2）睡觉时，孕妇应尽量睡硬板床。睡觉时最好采取左侧卧，双腿屈曲，也可在两腿之间夹一个小靠枕，以减少腰部的负担。如果想平躺，可在腰下垫一个不太厚的腰垫，这样会舒服很多。

（3）起床时，孕妇最好不要由平躺位直接抬起上身，应该先侧身，用手帮助支起上身。

26. 什么是孕期水肿？

孕妇妊娠期水肿是血管内的液体成分渗出血管，积聚在组织间隙中造成的。一般来说，孕期水肿容易发生在怀孕 28 周以后。因为孕妇的子宫此时已大到一定程度，有可能会影响静脉回流。静脉回流不畅的孕妇，此阶段较易出现下肢水肿现象。

另外，怀孕期间孕妇胎盘分泌的激素及肾上腺分泌的醛固酮增多，会造成体内钠和水分滞留。体内水分积存，尿量就相应减少，就会引起水肿。还有一些孕妇会合并较严重的贫血，此时血浆蛋白含量低，水分就会从血管内渗出到周围的组织间隙，从而引起水肿。

27. 孕妇应对水肿的措施有哪些？

孕妇一旦出现水肿的情况，应该在饮食上进行控制，以清淡的蔬菜、水果为主，不要吃难以消化和易胀气的食物，如红薯、洋葱等。

轻度水肿可以通过白天短暂的休息进行缓解。孕妇可以平躺，抬高双脚至高于心脏。如果腿部水肿比较严重，孕妇应该多卧床休息，采取左侧卧姿势，这样可以避免压迫到下肢静脉，并减少血液回流的阻力。为了消除浮肿，孕妇应该保证血液循环畅通、气息顺畅，所以在注意保暖的同时应尽量避免穿着过紧的衣服。另外，局部按摩也有助于减轻水肿。孕妇可以用孕妇护肤品按摩腿部，使肌肤感觉舒缓、放松。如果肿胀时常发生、情况严重或者涉及面部和手部，就可能是早产的征兆，孕妇应立即就医。

小提示

（1）协调好工作和生活。

孕妇要保证充足的休息和睡眠时间，不能过于紧张和劳累。每餐后最好休息半小时，下午最好休息两小时，每晚应睡9～10小时。如果上班地点没有条件躺下休息，孕妇可以在午饭后将腿抬高放在椅子上，采取半坐卧位。

（2）不要久站、久坐。

坐着工作时间长的孕妇可以在脚下垫个矮凳；在工作间隙要适当走动；在躺着休息时，尽量平躺或左侧卧；平常坐着时，不要跷二郎腿，要常常伸展腿部，动动脚跟、脚趾，旋转

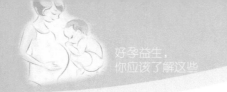
脚踝关节，伸展小腿肌肉。

（3）穿着舒适的鞋子和袜子。

孕妇不要穿会压迫到脚踝及小腿的过紧的袜子，以免影响血液回流。如果想穿可预防或治疗水肿的弹性袜，应选择高腰式，并在早晨醒来下床之前先穿好。若健康情况允许，孕妇可以进行适当的体育锻炼（如游泳）以减轻水肿。

（4）多进食蛋白质和蔬菜、水果。

孕妇每天一定要保证食入畜、禽、肉、鱼、虾、蛋、奶等动物类食物及豆类食物。这类食物含有丰富的优质蛋白质。贫血的孕妇，每周还要注意进食 2～3 次动物肝脏以补充铁，同时，孕妇还要进食蔬菜和水果以补充人体必需的维生素和微量元素。另外，一定要避免食用高盐、加工、腌制或罐头食物。

孕期不要因担心水肿而不敢喝水，因为孕期下肢水肿是子宫压迫或摄取太多盐分造成的，和喝水并无太大关系。

28. 孕期水肿的注意事项有哪些？

（1）不宜过多饮茶。

孕妇不宜过多饮茶，因为茶中的茶碱具有兴奋作用，会使胎动增加，甚至危害胎儿生长发育。

（2）不宜过量喝饮料、饮酒。

一些饮料中含有咖啡因、可乐定等，酒中含有乙醇，孕妇饮用后不仅会影响自身的身体状况，同时也会影响胎儿的正常发育。

（3）不宜多食酸性食物。

怀孕最初半个月左右，食用大量的酸性食物可使体内碱度下降，从而引起身体疲乏、无力。而长时间的酸性体质，不仅会使母体易罹患某些疾病，最重要的是会影响胎儿正常的生长发育，甚至可导致胎儿畸形。

（4）不宜多食山楂。

现代医学研究证实，山楂对妇女子宫有收缩作用，若孕妇大量食用山楂及其制品，就会刺激子宫收缩，严重者可导致流产。

（5）不宜吃热性调料。

怀孕后吃茴香、花椒、桂皮、辣椒、五香粉等热性香料容易消耗肠道水分，使胃肠腺体分泌减少，造成便秘。发生便秘后，孕妇用力排便，令腹压增大，压迫子宫内胎儿，易造成胎动不安、胎儿发育畸形、羊水早破、自然流产、早产等不良后果。

（6）不宜过多接触洗涤剂。

受孕早期，孕妇若过多地接触各种洗涤剂（洗衣粉、洗发水、洗洁精等），其中的化学成分就会被皮肤吸收，在体内积蓄，从而使受精卵外层细胞变性，导致流产。

29. 什么是孕早期出血?

孕早期出血（见红），是指在怀孕12周以内阴道出现少量血性分泌物，出血量类似于月经初期或末期。血的颜色可能呈粉色、红色或褐色。大概有1/4的孕妇会在孕早期有不同程度的见红现象，其中约有一半孕妇最终会流产。

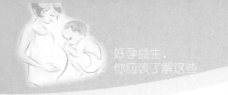
30. 孕早期出血的症状有哪些？

孕早期出血的症状主要有以下两种：

（1）出血形态。

如果血液呈现咖啡色，就表示出血已经停止，孕妇只要多加休息并且避免运动就可以了；若血液呈现鲜红色，孕妇就要多加注意了，必要时去医院检查。

（2）疼痛感。

多数怀疑有早期流产现象的孕妇会有如同月经来时的腰酸背痛及下腹部疼痛感；多数宫外孕的孕妇会有剧烈的腹部疼痛、脸色苍白、心跳加快及腹内出血的情况。

31. 孕早期出血的原因有哪些？

怀孕早期阴道出血是怀孕出现异常的表现，孕妇一定要提高警惕，及时到医院就诊，并针对不同的原因采取不同的措施。

怀孕早期阴道出血有可能是以下几种原因造成的：

（1）流产。

流产常见于有以下情况的孕妇：胎儿染色体异常、母体激素分泌失调、子宫先天发育异常或有后天缺陷、免疫系统问题、病毒感染、患有慢性疾病（如心脏病、肾脏病及血液疾病）、过度操劳、压力过大、受外力撞击、用药不当、吸烟、喝酒、摄取过量咖啡因或者其他会促进子宫收缩的食物等。

在胎盘完全形成之前，胚胎着床并不稳定，因此很多因素都可能造成流产。当流产发生时，胚胎与子宫壁会发生不同程度的分离，分离面的血管一旦破裂，就会造成阴道出血。其实，有一半以上的流产是胚胎本身异常所致，这是一种自然淘汰。如果能够继续妊娠，胎儿一般都是正常的。

（2）宫颈息肉、宫颈糜烂或宫颈病变。

宫颈息肉、宫颈糜烂或宫颈病变常见于有以下情况的孕妇：孕前性生活复杂、卫生习惯不好、生活作息不正常、身体抵抗力较差等。

宫颈严重发炎导致糜烂或原本已有宫颈息肉，很容易造成阴道出血。孕妇在怀孕前后都应该定期做宫颈抹片检查。如果在怀孕初期有阴道出血现象，也应该检查宫颈是否有问题。

（3）宫外孕。

宫外孕常见于有以下情况的孕妇：曾经有过盆腔发炎、盆腔粘连病史，做过输卵管手术，前次怀孕曾发生宫外孕等。

95％的宫外孕都发生在输卵管。由于输卵管的管壁非常薄，无法供给胚胎足够的营养，而且逐渐发育的受精卵使输卵管壁膨胀，会导致管壁破裂，因此发生宫外孕的孕妇在怀孕 7 ～ 8 周时便会出现不正常阴道出血，甚至有严重腹痛感或因腹内大量出血而休克。

在确定怀孕的初期，如果超声检查未能发现子宫内有胚胎的迹象，孕妇就必须尽早检测血液中的人绒毛膜促性腺激素水平，以诊断是否为无宫外孕，如果为宫外孕，应适时做出适当的处理。

（4）葡萄胎。

葡萄胎常见于有以下情况的孕妇：母亲年龄小于 20 岁或大于 40 岁、食物中缺乏胡萝卜素和动物性脂肪、曾有流产的病史、曾有葡萄胎病史、吸烟等。

葡萄胎会引起不正常阴道出血、严重孕吐甚至心悸等症状。

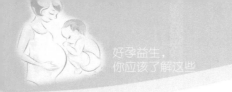
葡萄胎通常通过超声和抽血检测人绒毛膜促性腺激素水平便可诊断。在治疗期间女性必须严格避孕，治愈两年后才可计划怀孕。

32. 夏天孕妇感冒如何用药？

对很多孕妇来说，感冒吃药就像是不能触碰的地雷。她们生怕感冒药会造成胎儿流产或者畸形。

1. 孕期感冒对胎儿有影响吗？

要知道孕期感冒对胎儿有没有影响，需要看孕妇处于怀孕的哪一个阶段。如果孕妇在孕早期 5 ~ 12 周期间感冒，对胎儿的影响就比较大，此时孕妇应该在医生的建议和指导下采取适当措施。如果孕妇高烧不退，家人可用 52 度左右的高度白酒为孕妇擦拭腋窝、大腿根、肘部、手腕等部位。孕中期、孕晚期的普通感冒都对胎儿的影响不大，孕妇不用为此过分担心。感冒严重时，孕妇可在医生的指导下服用一些毒副作用轻微的中成药。

2. 怀孕初期感冒时能吃药吗？

有一部分感冒反应，如乏力、鼻塞、周身骨痛等，和妊娠反应是重叠的。孕妇在怀孕初期出现轻微的感冒症状时，在不严重的情况下尽量不要吃药，可多喝水，多吃维生素 C 含量丰富的水果。当感冒发展到发热、咳浓痰时，孕妇一定要去医院就诊，不要擅自用药。

3. 孕妇感冒后能拔罐治疗吗？

为了避免局部或者全身血液流动速度过快，从而导致宫缩不规律，引起胎儿不适，孕妇应尽量避免拔罐治疗。感冒是由病毒或细菌引起的，感冒严重时孕妇最好到医院查明原因，由医生对症治疗。

小提示

一般来说，在孕期前三个月，孕妇禁用一切药物，因为前三个月正是胚胎形成的关键时期。在孕中期，孕妇要谨慎用药。在孕后期，一般药物对孕妇、胎儿没有太大的影响。孕妇在整个怀孕过程中的用药最好遵医嘱。

33. 孕妇破水有什么症状？

正常羊水和尿液看上去比较像，很清。如果破水，羊水就会控制不住地流出来。不过怀孕后期阴道的分泌物也会增多，有少量液体流出也未必就是破水。一般破水的时候，孕妇会感觉突然有一股水从阴道流出来。当胎头下降挡在宫颈口的时候，流水会减少，但是随着肢体活动，还是会有一些羊水流出来。所以，当孕妇发现阴道有液体流出来时，最好到医院让医生检查一下。如果确实是破水，孕妇就必须立刻住院准备分娩。破水时间长却不处理容易造成宫腔感染。

发生羊水早破时，很多孕妇会以为是自己小便尿湿了内裤，并不知道是羊水早破。孕妇不确定时可以将特定的化学试纸放入阴道检测，如果是羊水早破，流在阴道里的羊水会使橘黄色的试纸变成深绿色。孕妇可将试纸拿到医院请医生在显微镜下观察。如果在显微镜中可以观察到羊水中的小脂肪块和胎毛，就说明是羊水早破。

34. 孕妇提前破水的危害有哪些？

孕妇提前破水会增加子宫内感染（如绒毛膜羊膜炎）的概率，

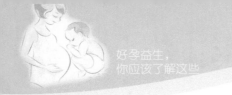

严重者可能发生败血症，甚至休克而死亡。还可能引起早产、感染、呼吸窘迫、缺氧、脐带脱出、胎盘剥离等并发症。最严重的危害是脐带于阴道内脱出，使胎儿血液循环中断，导致胎儿突然死亡。

35. 孕妇预防提前破水的方法有哪些？

孕妇应积极预防与治疗下生殖道感染，注意孕期卫生，在孕晚期禁止盆浴、阴道冲洗。

宫颈内口松弛的孕妇可在妊娠 14 ~ 16 周时行宫颈环扎术并卧床休息。

孕妇在孕中晚期不要进行剧烈活动，不宜过于劳累，每天保持愉快的心情，适当地到外面散步。不宜长时间经历路途颠簸或跑步，走路要当心，避免摔倒，特别是在上下楼梯时更要注意。切勿提重物。

孕妇可在医生指导下积极补充维生素、钙、锌、铜等营养素。这些成分可增加羊膜的弹性和韧性。

另外，孕妇要减少性生活，特别是在孕晚期。

36. 孕妇提前破水的应对方法有哪些？

（1）孕妇发现有破水迹象后，务必躺下休息，不能再起床活动。同时用软垫将臀部垫高一些。

（2）孕妇破水后应该积极处理。无论在什么时候，如果感觉破水了，都要赶快到医院做检查。

（3）如果阴道内排出棕色或绿色柏油样物质，孕妇要及时告诉医生，因为这是胎儿肠腔被挤压造成的结果，常常意味着胎儿受压或发生危险。

37. 什么是缺氧缺血性脑病？如何预防？

新生儿缺氧缺血性脑病（HIE）是一种新生儿分娩并发症，是新生儿致残或致死的重要原因。该病的发病原因主要是在分娩过程中，胎儿发生了宫内缺氧。如果在产程中出现胎儿宫内窘迫，为了抢救胎儿，阴道助产常常是免不了的。因此，一旦发生 HIE，产妇及家属就会认为是助产术造成的。其实，阴道顺产甚至剖宫产娩出的新生儿也可能发生 HIE，只是阴道助产者发生率高一些。

胎儿宫内缺氧引起的脑损伤与缺氧时间长短及程度轻重密切相关。缺氧时间长、程度重，超出了胎儿对缺氧的耐受能力时，才会造成脑组织的缺氧性损害。阴道助产可在极短时间内帮助孕妇娩出胎儿，能最大限度地减少胎儿的缺氧时间，所以有助于预防 HIE 的发生。对不具备阴道助产条件者则应采取剖宫产术。

如何预防 HIE 呢？首先，孕妇要认真参加产检，以便能及时发现和治疗各种妊娠并发症，减小胎儿宫内缺氧及难产的发生率。其次，医务人员须认真观察产程，要能够及时发现和妥善处理胎儿宫内缺氧及难产，以减轻或避免缺氧对胎儿脑组织的损害。再次，医生应正确掌握阴道助产术与剖宫产术的指征，杜绝或减少使用困难的阴道助产术。最后，医务人员应该提前做好新生儿抢救的准备，如有需要，可与儿科医生及时共同处理窒息的新生儿。

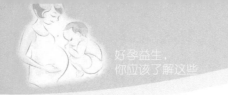

38. 胎儿宫内缺氧有哪些信号？

1. "发脾气"

临床研究证实，胎儿缺氧是导致胎死母腹、新生儿染疾或夭折及儿童智力低下的主要原因。尽管现代有许多仪器设备能监测出胎儿的缺氧情况，但孕妇难以时时刻刻受到医疗监护，因而有些胎儿缺氧不能及时被发现并得到纠正。不过，胎儿在缺氧早期也会发出求救信号，以引起孕妇的注意，他们的表现就是"发脾气"。

2. 胎动改变

胎动是胎儿正常的生理活动，妊娠 18～20 周的孕妇便可以感知胎动。胎动情况因不同胎儿而有别，一般安静型胎儿胎动比较柔和、次数较少；兴奋型胎儿胎动动作大、次数多。如果一个原本活泼的胎儿突然安静，或一个原本安静的胎儿突然躁动不安，胎动频率低于 10 次/12 小时或超过 40 次/12 小时，则提示可能存在胎儿宫内缺氧的情况。孕妇计算胎动时可取坐位或卧位，每日早、中、晚在固定的时间内各数 1 小时，3 次次数相加乘以 4，即为 12 小时的胎动次数。

3. 胎心异常

正常的胎心是规律有力的，胎心率一般为 120～160 次/分。胎动减少前，会出现胎心过频。胎心率超过 160 次/分，为胎儿早期缺氧的信号；胎动减少或停止时，若胎心率低于 120 次/分，则为胎儿缺氧晚期。听取胎心的位置应在医生指定处。需要注意的是：听取胎心时，若胎心正常，则应间隔 20 分钟再听；若胎心过快，则应在没有胎动时复听。

4. 生长停止

缺氧后胎儿的生长也会迟缓。胎儿生长情况可以通过测量子宫底高度得知。正常情况下，妊娠 28 周以后子宫底高度每周增加 1 厘米左右。孕妇可定时在家里或到医院测量。如果子宫底高度持续 2 周不增加，孕妇应做进一步检查。

孕妇一旦捕捉到以上信号，应及时去医院就诊，以便明确诊断胎儿在宫内是否缺氧，如果缺氧，医生会及时针对病因进行纠正，保证胎儿顺利健康地生长。

产 妇 篇

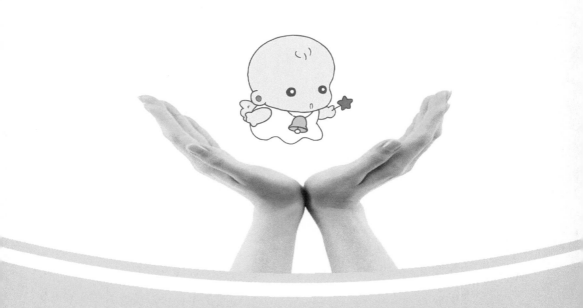

1. 分娩前的征兆有哪些？

1. 子宫底下降

临产前两周左右时，子宫底会下降，这时孕妇会觉得上腹部变得轻松了，呼吸会比前段时间舒畅，胃部受压的不适感觉减轻了许多。

2. 下腹部有受压迫的感觉

由于子宫底下降，分娩时即将先露出的部分已经降到骨盆入口处，会引起下腹部坠胀，使膀胱受压迫。这时孕妇会感到腰酸腿痛，走路不方便，出现尿频。

3. 见红

妊娠最后几周，宫颈分泌物会增加。宫颈分泌物为黏稠的液体，平时在宫颈形成黏液栓，能防止细菌侵入宫腔内。妊娠期时宫颈分泌物更多、更黏稠。分娩前，随着子宫规律地收缩，这种黏液栓会被排出，而宫内口胎膜与宫壁分离会引起少量出血。这种出血与子宫黏液栓混合，自阴道排出，称为见红。见红是分娩即将开始的比较可靠的征兆。如果出血量大于平时的量，就说明可能有异常情况，如胎盘早剥，此时孕妇需要立即到医院检查。

4. 破水

分娩前，因为子宫强而有力的收缩，子宫腔内的压力逐渐增加，宫口开大，胎儿头部下降，引起胎膜破裂，羊水从阴道流出。这时离胎儿降生就不远了。

5. 腹部有规律的阵痛

分娩前，孕妇的腹部会出现有规律的阵痛。一般疼痛持续30秒，间隔10分钟。以后疼痛时间逐渐延长，间隔时间缩短。

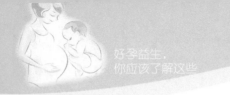
2. 孕妇须做的检查有哪些？

孕妇须做哪些检查呢？

1. 母体情况的检查

（1）心脏：孕妇一般通过问诊及心电图、超声心动图等可以了解自己的心脏情况。当心功能为 II 级以上，或存在先天性心脏病、严重心肌供血不足等时，孕妇应尽量到三级综合性医院分娩。

（2）肝肾功能：孕妇通过生化检查、尿液检查、B 超检查可以了解自己的肝肾功能。孕妇若发现肝肾功能异常，应积极治疗，至分娩前应该使肝肾功能正常。

（3）肺部：孕妇通过问诊及听诊可以了解自己的肺功能。如果有呼吸系统疾病，如气管炎、肺炎等，应尽量到综合性医院分娩。

（4）传染病：孕期应进行艾滋病、梅毒、乙肝、丙肝筛查，如果发现有异常情况，应尽量到传染病医院分娩。

（5）血型：孕妇须查血型，为预防产时出血做好准备。若血型是 O 型或 Rh（-）型，那么伴侣也应查血型，以防 ABO 和 Rh 溶血的发生。

（6）甲状腺功能：孕妇须检查甲状腺功能，了解自己是否有甲状腺功能亢进症和甲状腺功能减退症，以防胎儿出现异常情况。

（7）孕妇须检查血液的凝血机制，了解血凝状况；检查血常规，了解是否贫血，是否有炎症，是否有血小板减少等情况。贫血和血小板减少的孕妇分娩时都易发生产时和产后出血。

（8）孕妇须检查白带，了解是否患有霉菌性阴道炎、滴虫性阴道炎、细菌性阴道炎、B 型链球菌感染等威胁母婴健康的疾病。通过宫颈涂片检查，了解宫颈有无病毒感染、炎症等情况。

总之，以上检查孕妇均应在孕期逐步完成，如果存在异常情况，应及时治疗。

2. 胎儿情况的检查

孕妇还应通过部分孕期检查了解胎儿发育、畸形及胎儿附属物的情况，以免分娩前出现问题后措手不及。

（1）胎儿有无畸形：孕期通过胎儿颈部透明层、唐氏筛查、无创DNA、羊水穿刺等检查，可筛查21三体、18三体等染色体畸形；通过B超检查，可筛查胎儿口唇、肢体、脏器、神经管的畸形；通过胎儿超声心动检查，可筛查胎儿先天性心脏病。

（2）对于胎儿大小是否符合孕周要求、胎儿个数、胎儿有无宫内发育迟缓、胎儿是否为巨大儿，还有胎儿位置情况，孕妇可以通过详细的问诊和四步触诊检查得知。胎儿如果是头位，孕妇应进一步检查胎儿是否已经入盆、有无骑跨于耻骨上等不利于自娩的因素。

（3）对于胎儿在宫内是否安全、有无缺氧、有无被脐带缠绕等情况，孕妇可以通过B超检查、脐血流比值测定、胎儿生物物理相评分得知。对于胎儿心率，可以通过胎心监护进行监测。

（4）孕妇通过B超检查可了解胎盘功能，胎盘是否成熟、有无钙化、胎盘后有无血肿等；了解胎盘是否在正常位置，有无低位胎盘、帆状胎盘、前置胎盘等；了解羊水情况，羊水是否适于胎儿生存，是否利于自然分娩等。

3. 分娩前应做的检查有哪些？

在孕妇分娩前入院后，医生要认真查看门诊病历，了解孕期检查

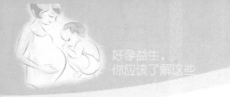
的所有情况，如果发现有缺项和不足，要及时安排孕妇补查。重点查看孕妇有无孕晚期并发症、是否用药、有无传染病史等。对于自然分娩的孕妇，当其临产来到医院时，医生要对其进行身体检查：测量血压、体温、脉搏，听心肺，摸肝脾，检查子宫大小、羊水多少、胎儿的胎位及状态、胎头是否与骨盆衔接、胎头入盆程度、宫缩情况等。

1. 骨盆检查

一般孕期32周后医生都要例行骨盆的检查，孕妇分娩前，医生还要进行骨盆的再测量，了解骨盆的大小和有无妨碍分娩的因素，结合胎儿的大小进行鉴定。

2. 阴道检查

孕妇分娩前应检查外阴有无水肿、静脉曲张，宫颈消失的程度、软硬度、位置，宫口开大多少，宫口边有无水肿或增厚，胎膜是否突出，阴道有无流水，胎头入盆后头尖所在的位置，胎头有没有产瘤，胎头与宫口是否密闭，胎头与骨盆是否相称，宫缩时胎头是否下降等。

3. 血压检查

产妇应检查血压，如有妊娠期高血压综合征，临产前要提前监测血压，必要时采取降压措施。

4. 其他检查

如果一些传染病的检验是半年前进行的，孕妇应该复查。

孕妇应检查血凝情况，以免因凝血障碍而发生产后出血。

当发现胎儿估计体重超过4000克时，孕妇应及时检查血糖和糖化血红蛋白。

孕妇应检查血常规，了解孕末期有无感染。如果发现血象高，要查明原因，适时使用抗感染药物。通过血常规还能了解红细胞及血色素是否正常，有无贫血，如果有贫血要防止产后出血。

孕妇应检查尿常规，了解有无泌尿系统感染，如有泌尿系统感染应积极治疗；了解有无尿蛋白，为诊断妊娠期高血压综合征和 Heelp 综合征提供诊断依据；查有无尿酮体，了解胎儿在宫内的安危。

4. 产妇分娩时有哪些注意事项？

一般从规律宫缩到宫口开全要 12 ～ 16 小时。在宫口没开全以前，产妇不要向下用力，因为用力会引起宫颈水肿，使宫颈不容易开全。在宫缩间歇期要抓紧休息，如闭目养神、喝点水、吃点东西，为分娩储备能量。此时，一定不要紧张，要尽量放松自己，宫缩时可采取舒服的体位。

进入分娩期，产妇应掌握用劲的方法：屈膝仰卧，两腿分开，双手拉住产床两旁扶手。在宫缩开始时先吸足气憋住，然后用力向下运气。用劲时不要乱动，不要出声。换气时，不要大口呼吸，只轻轻用鼻孔呼吸，以免已经下降的胎头又缩回去。在胎头娩出的时候，助产士会告诉产妇要张口哈气，因为用力过猛，胎儿娩出过快，会造成母亲会阴裂伤，还会造成胎儿头皮血肿或脑水肿，这样容易使孩子智力减退。

在胎儿娩出以后，产妇会感到很痛快同时也很疲劳，此时要好好地卧床休息。不必过分兴奋，也不应该悲伤，因为情绪突然变化会影响子宫的收缩复原，导致产后出血过多，造成生命危险。

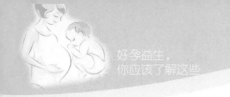
5. 女性剖宫产有哪些危害?

剖宫产是分娩的一种方式，但是这种分娩方式对婴儿和孕妇都有着较大的危害。下面我们来看看剖宫产的几大危害。

1. 阴道萎缩

剖宫产妇女绝经后阴道萎缩情况比自然分娩的妇女严重，这对性生活有一定影响。

2. 子宫出血

剖宫产会使子宫收缩乏力的发生率增加，从而造成术后出血量增多。

3. 羊水栓塞

剖宫产手术中羊水可能进入血液循环，引发严重的过敏反应及栓塞，极其危险。虽然现在的剖宫产会在操作中通过压住血管，让羊水排净的手法使这种风险降到最低，但羊水栓塞的严重后果仍让产科医生不得不保持高度警惕。

4. 感染和粘连等

剖宫产会增加感染机会。手术切口感染、子宫内膜炎、泌尿道感染是常见的三种术后感染。剖宫产还容易造成盆腔粘连，埋下肠道蠕动减少甚至梗阻等隐患。

5. 麻醉并发症

剖宫产需要麻醉，也存在一定的风险。此外，手术会损伤神经，造成术后长期"隐隐痛"，还可能损伤产妇的膀胱、输尿管和肠道，少数情况下还会引起切口疝。

6. 误吸羊水

胎儿在子宫内有吞服羊水的生理现象，但是胃食管反流结构没有发育成熟。由于胎儿在剖宫产中没有受到产道的挤压而把上消化道的羊水挤干净，因此在从母体中被取出后的 3 ~ 5 分钟内，约有 0.7% 的婴儿会误吸羊水，引起严重的肺炎甚至窒息。尽管用"手托法"等措施可以预防此并发症，但风险仍难以避免。

7. 情商受损

在新生儿的神经-行为评分中，剖宫产儿在第 7 天和第 14 天的得分均低于自然分娩儿。在远期，国外研究证实剖宫产儿的情商会比较低，原因可能是剖宫产儿没有经过产道对大脑颞叶的挤压刺激，而颞叶是与情绪相关的神经中枢。此外，剖宫产中的手术器械和操作还容易造成婴儿皮肤划伤和骨折。

6. 怎样才能尽可能地避免不必要的剖宫产呢？

（1）孕妇不必紧张，要对顺产充满信心。

（2）孕妇要积极与医生沟通，了解自身顺产有哪些不利因素，这些因素能否得到纠正和纠正的方法。

（3）孕妇应与医生共同商讨分娩的方式，不要一味要求剖宫产，可听取一下医生的意见，权衡利弊后再决定分娩方式。

（4）丈夫的作用不能忽视。丈夫要保持冷静，积极鼓励妻子顺产，不要错误地觉得剖宫产是解决妻子生产疼痛、保证母子平安的好办法，要信任医生的判断。

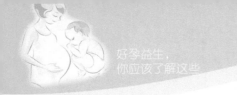

7. 剖宫产的孩子存在哪些隐患？

剖宫产的孩子存在 6 大隐患！

1. 剖宫产的孩子免疫力更弱

研究表明，与自然分娩的新生儿相比，剖宫产新生儿的免疫力及抗感染能力相对较弱，这一现象在男婴身上表现得更为突出。

专家对自然分娩和剖宫产分娩的新生儿脐静脉血抗体含量进行了比较，发现自然分娩组新生儿脐血免疫球蛋白含量明显高于剖宫产组。由此看来，剖宫产可削弱新生儿免疫力及抗感染能力，增加新生儿感染的机会。因此，在条件允许的情况下，孕妇最好选择自然分娩，这样更有利于新生儿健康。

2. 剖宫产的孩子容易患统合失调症

所谓统合失调症，简单地说，就是孩子想的和做的不是一回事，他的思维往往无法约束自己的行为，而剖宫产确实是导致孩子统和能力失调的一个原因。

胎儿在母体内的一举一动和其未来的命运息息相关。胎儿通过母体产道的正常生产过程是胎儿获得的第一次让大脑和身体相互协调的机会，而剖宫产剥夺了孩子最先感觉统合锻炼的权力。这个先天不足的条件再加上后天不科学的婴幼儿教育，可能会给社会和家庭带来一批有学习和行动上的障碍，甚至因为学习成绩不良，被误认为有智力发育障碍的孩子。

统合失调症作为现在广泛出现的一种现象，的确应当引起父母的关注，但是对于必须剖宫产的孕妇来说，也不必把它看得过于可怕。患了统合失调症的孩子，通过学校和家庭的慢慢训练、慢慢约束，大部分是可以恢复正常的。作为父母，平时要让孩子尽可能感受到一些来自外界的刺激，多做一些户外活动，平时应鼓励孩子自己动手，包括日常生活、饮食起居。充分的活动锻炼有助于孩子大脑统合能力的增强。

3. 剖宫产的孩子易患小儿多动症

据专家分析，因产道的改变，剖宫产使孩子降临人世时的"环境"发生变化，正常产道生产过程带来的神经接触等感觉被破坏，从而使孩子在成长过程中易得多动症等疾病。因此，孕妇应尽量选择顺产，不要盲目选择剖宫产。另外，父母要正确对待多动症孩子，及时让孩子获得治疗。如果治疗及时，多动症症状一般能改善。

4. 剖宫产的孩子适应能力差

许多人认为，剖宫产的孩子比顺产的孩子更聪明，因为手术产的孩子不受挤压，不会出现脑部缺血、损伤等情况。其实这是一种误解。

正常分娩时，虽然胎儿头部会受到挤压，但一两天后即可恢复正常。而且胎头受压的同时也能刺激脑部的呼吸中枢有利于激发胎儿的呼吸。此外，子宫的阵阵收缩将有助于胎儿肺内及鼻、口中的羊水和黏液被挤出，有利于防止吸入性肺炎的发生。这些都是剖宫产所不能及的。有资料证明：剖宫产的孩子与自然分娩的孩子在智力上并无差异，但剖宫产的孩子的适应能力要比自然分娩的孩子的适应能力差。

剖宫产的孩子先天的触觉学习不良在婴儿时期会有所表现，不能适应皮肤所接触的各种信息，比如对洗澡、换衣服、换床铺等的适应能力比较差，或者保护性反应比较过度，表现为情绪化、爱哭、睡不好觉、睡不实等。

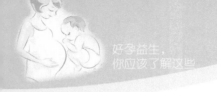

5. 剖宫产的孩子易患湿肺症

研究结果表明，剖宫产或过早出生的婴儿均有较高的患上严重湿肺症的风险。因此，孕妇应首选自然分娩。即使决定剖宫生产，也最好选择在妊娠 39 周后再进行手术。虽然大部分 35 周以上的婴儿的肺部已发育成熟，但孕妇在妊娠 37 周进行剖宫生产仍太早。当胎儿未足月（即妊娠少于 37 周）又需剖宫生产时，孕妇可在医生允许的情况下，通过注射适当的药物，降低婴儿患湿肺症的风险。有国外研究称，曾患严重湿肺症的婴儿日后有较大概率患哮喘等呼吸道疾病。

6. 麻醉药物会对胎儿产生不良影响

几乎所有的麻醉药物都会对中枢神经系统有抑制作用，且较易通过胎盘屏障进入胎儿体内。麻醉药物会通过两种方式对胎儿产生影响，即直接抑制胎儿呼吸中枢、血液循环中枢，或通过抑制母体呼吸循环而间接对胎儿产生影响。因此，在做剖宫产麻醉时，医生必须慎重考虑用药的种类、剂量、时机和方法，以防对胎儿产生直接或间接的不利影响。

8. 什么是无痛分娩？

我们通常说的"无痛分娩"在医学上其实叫作"分娩镇痛"，是指使用各种方法减轻产妇分娩时的疼痛。分娩镇痛可以让产妇不再经历疼痛的折磨，减少她们分娩时的恐惧和产后的疲倦，让她们在时间最长的第一产程得到休息，在宫口开全时，因积攒了体力而有足够的力量完成分娩。

分娩镇痛起源于国外。目前它在国外已经应用得很普遍了。产妇可以放心选用分娩镇痛，因为这是一项简单易行、安全成熟的技术。

椎管内分娩镇痛是迄今为止所有分娩镇痛方法中最可靠的方法，是真正意义上的"无痛分娩"。

"无痛分娩"并不是整个产程都无痛。出于安全考虑，目前国内多数医院的分娩镇痛是在宫口开到 2 ～ 3 厘米时进行椎管内阻滞。产妇若处于紧张、恐惧、焦虑的状态之中，也会增加对疼痛的敏感度。因此，做好精神上的准备也是减轻疼痛感的一个好方法。

9. 母乳喂养到底好在哪儿?

初为人母，妈妈总是希望给孩子最好的东西。对宝宝而言，母乳就是最好的、最珍贵的东西。

母乳喂养前几个星期，有些妈妈可能会有放弃母乳喂养，改用奶瓶喂养的冲动。但母乳喂养有不少好处，妈妈们应克服困难，努力掌握这门世界上最古老、最有效的喂养艺术。

1. 神奇的智能化喂养

母乳中的脂肪含量会随着宝宝成长而变化，且脂肪含量在一次喂食当中会有变化，在一天的不同时段也会有变化。

宝宝刚开始吸吮时，母乳是前乳，脂肪含量比较低，随着吸食量的增多，脂肪含量稳固增长，最后宝宝会吸到含有丰富脂肪的后乳。后乳里面含有"饱食因子"，可使宝宝的需求得到满足。

宝宝渴了、饿了时吃奶的方式大不同。如果宝宝渴了，他就会只吃几分钟，满足于低脂肪的前乳；如果宝宝饿了，他就会吸吮更长时间，用更多的力气吃到含有更多营养的后乳。

随着宝宝长大，他需要的热量越来越少，母乳中的脂肪含量也会相应减少。在哺乳半年后，母乳会自动地从"全脂"改为"低脂"。

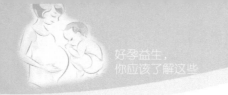

2. 母乳中的蛋白质更易于宝宝吸收

母乳中的蛋白质以乳清蛋白为主，乳清蛋白更容易被宝宝消化吸收。另外，肠胃是宝宝营养的"守卫"，让好的蛋白质进入血液，而把可能危及身体的蛋白质（过敏蛋白）挡在门外。

坚持只给宝宝喂母乳，直到他肠胃发育成熟，这是让潜在的过敏蛋白远离宝宝血液的最安全的方式。

3. 母乳新鲜又有营养

母乳很新鲜，有很自然的香甜的味道。母乳中的乳糖含量比牛奶中的高出20%～30%，而乳糖是脑部发育的重要营养素，能促进钙吸收和肠道内的益生菌生长。母乳里面还有生长促进因子，能让营养物质更有效地发挥作用。

4. 母乳为宝宝撑起一把保护伞

母乳中含有大量的白细胞、免疫球蛋白和抗体，它们在宝宝体内活动，侦查和"杀死"有害细菌。母乳帮助宝宝抵抗疾病的能力是如此珍贵。由于母乳中含有免疫物质，因此在古时候，人们甚至称之为"白色血液"。

除了前面提到的"饱食因子"、生长促进因子外，母乳中还有很多值得人类继续探索的成分。随着科技的发展，人们会更进一步地认识母乳中的营养物质，会更加重视母乳，把它作为宝宝最好的营养开端。

10. 如何进行母乳喂养？

母乳喂养一直是公认的最有利于宝宝吸收营养物质的喂养方式。研究表明，母乳中含有热能、蛋白质、脂肪、钙、铁和维生素等，是宝宝生长发育的最佳选择。妈妈应该掌握母乳喂养的方法。

1. 把握初乳

初乳是妈妈生完宝宝后 7 天内分泌的乳汁，是宝宝出生一周内最佳的天然营养品。初乳里面含有许多抗体，我们称之为分泌性抗体。这种抗体可以保护孩子的肠道，防止细菌和可能导致孩子过敏的大分子蛋白的侵入。

所以，在宝宝出生后的半个小时甚至 10 分钟之内，妈妈就要让宝宝马上与自己的乳头接触，这叫作产后早吸吮。这样做的好处是避免孩子由于接触奶瓶的橡皮奶头产生错觉而拒绝吸吮乳头的情况发生。

早吃奶、常吃奶是母乳喂养有一个良好开端的最重要因素。宝宝出生后，妈妈应当按照宝宝的意愿，不受限制地哺乳，即使不哺乳，也应该多和宝宝保持肌肤接触。这样不仅能让宝宝获得足够的营养，也有助于稳定宝宝的情绪和保障母乳喂养的顺利进行。

2. 一次只喂一种奶

宝宝到了一定月龄后，一些妈妈的乳汁分泌开始不足。妈妈担心宝宝会饿，所以会添加奶粉喂养。母乳和奶粉混合喂养是有讲究的。通常来说，一次只喂一种奶，也就是如果一天中选择让宝宝吃配方奶，那就只喂配方奶，如果选择给宝宝吃母乳那就只喂母乳，不要交替。例如，喂完一顿母乳后，妈妈即使觉得宝宝没有吃饱，也不要喂配方奶。最好的解决办法就是将下一次喂奶的时间提前。

将配方奶和母乳交叉喂养会产生一些弊端。一方面，这会让宝宝对乳头产生错觉，不利于宝宝的消化，甚至有可能会让宝宝产生厌奶情况；另一方面，减少母乳喂养的量就会让妈妈的母乳变得更少。奶粉和母乳交叉喂养需均衡，不要间隔很长一段时间都不给予母乳

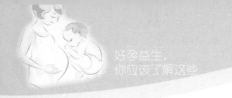
喂养。

3. 要注意给宝宝拍嗝

3～4个月大的宝宝经常在吃奶后吐奶，这是因为宝宝贲门的收缩功能还未发育成熟，宝宝也没有很好地掌握吸吮技巧。如果宝宝吃得太饱，或吃奶时吞入空气又没有打出嗝来，就会出现吐奶现象。如果妈妈在喂奶后不注意为宝宝拍嗝，奶水就很容易呛到宝宝肺内引起吸入性肺炎。对于3～6个月大的宝宝，妈妈应15～20分钟拍嗝一次。妈妈要学会尽量利用喂奶过程中的自然停顿时间来给宝宝拍嗝，比如在宝宝放开奶嘴或换吸另一只乳房时拍嗝。每次喂奶结束后，妈妈也要再次给宝宝拍嗝。

4. 不宜随便用药

妈妈的乳汁营养与妈妈的身体健康有很大的联系。母乳喂养期间，妈妈一定要注意饮食健康，特别是不能乱用药。药物除了会影响妈妈乳汁的分泌外，还会随着乳汁进入宝宝的体内，对宝宝产生不利作用。尽管药物在乳汁中的浓度很小，但是对婴儿来说影响还是很严重的。所以母乳喂养的妈妈在服用药物之前，一定要遵循医生的指导，为了宝宝的健康，不要乱用药。

5. 不要在生气时给宝宝喂奶

美国一项研究发现，哺乳期母亲精神不好、经常生气时，身体会分泌出对人体不利的毒素，并通过乳汁进入宝宝体内，使宝宝的各个脏器受到不同程度的影响，导致宝宝机体免疫功能低下而易患各种疾病。

所以，妈妈具有愤怒、焦虑、紧张等负面情绪时，千万不要给宝宝喂奶。最好是待情绪稳定一段时间后再喂奶，且喂奶前还要先挤出一部分乳汁，再用干净的布擦干乳头后再哺乳。妈妈保持乐观向上的精神状态对宝宝和自身都是有很大好处的。

6. 妈妈应注意饮食

要想乳汁分泌旺盛并有优良的营养成分，妈妈需要增加热量及营养素的摄入。妈妈每日可吃 4～5 餐，在两餐之间最好多饮水。

如果少奶或无奶，妈妈千万不要轻易放弃，不妨多吃催乳特餐或药膳，吃些富含蛋白质的流质食物，也可适当喝一些能催乳的汤类或牛奶。

当然，并非进食越多就越好，因为摄入的食物过多，不仅不能增加泌乳量，还会造成胃肠不适而使乳汁减少。

11. 母乳喂养的正确姿势是什么？

母乳对宝宝来说，是最好的天然食物。开始母乳喂养时，妈妈首先要学会的便是正确的哺乳姿势。产科专家指出，正确的喂奶姿势是宝宝和妈妈都感觉舒服的姿势。正确的喂奶姿势将有利于母乳喂养的顺利进行。

母乳喂养正确的姿势有四种，分别是摇篮式、橄榄球式（环抱式）、交叉式、侧卧式。

1. 摇篮式

摇篮式母乳喂养是最传统的姿势。妈妈用一只手的手臂内侧支撑宝宝的头部，将另一只手放在乳房、乳晕上。在宝宝身下垫一个垫子，这样哺乳起来会更轻松。

2. 橄榄球式（环抱式）

橄榄球式（环抱式）母乳喂养特别适合剖宫产的妈妈，这种喂奶姿势可以避免宝宝压迫妈妈腹部的手术切口。乳房很大或者喂双胞

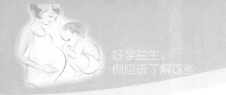
胎的妈妈也很适合这个姿势。就像在腋下夹一个橄榄球那样，妈妈用手臂夹着宝宝的双腿放在身体侧腋下，让宝宝上身呈半坐卧位姿势正对妈妈胸部，用枕头适当将宝宝垫高，用一只手的手掌托住宝宝的头，将另一只手手指张开呈"八字形"贴在乳房、乳晕上。

3. 交叉式

交叉式母乳喂养需要把宝宝的身体稍微倾斜一点，这样宝宝吃奶时，嘴的角度会有所变化，更容易吸奶。

4. 侧卧式

侧卧式母乳喂养适合夜间哺乳。妈妈身体侧卧，用枕头垫在头下，让宝宝侧身和妈妈正面相对。为了保证宝宝和妈妈紧密相贴，妈妈最好用一个小枕头垫在宝宝的背后。

妈妈要经常变换宝宝吃奶的姿势，这样既可以很好地疏通乳腺，又能缓解妈妈手臂因固定姿势引起的酸痛。在宝宝吃奶吃到一半的时候，妈妈可换一下手臂，稍事休息，同时也顺便轻拍宝宝背部使其打一打嗝。一般来说，孩子一次吃奶时间以 20 分钟左右为宜，最好不要超过 30 分钟。让孩子含着奶头睡的方式是有害的。

需要注意的是，妈妈在给宝宝进行侧卧式哺乳时，要注意不要让乳房堵住孩子的口鼻。因为宝宝的头、颈部力量均很弱，一旦母亲哺乳时迷迷糊糊地睡着了，乳房堵住了宝宝的口鼻而宝宝又没有足够的力量避开，就可能导致宝宝窒息而发生意外。4 个月以后的宝宝才具备抬头躲避和用手推开母亲乳房，或用身体动作将母亲惊醒的能力。

12. 涨奶的原因是什么？

除了担心奶水不够外，很多妈妈可能还会面临涨奶的烦恼。而产后一旦遭遇涨奶，不仅宝宝吃奶成了难题，妈妈们也会因此而感到痛苦。同时，涨奶还有可能导致乳腺炎的发生。那么涨奶的原因是什么呢？

涨奶主要是由乳房内乳汁及结缔组织中增加的血量及水分所引起的。孕妇从孕末期就开始有初乳，当胎盘娩出后，泌乳激素增加，刺激乳房产生乳汁，使乳腺管及周围组织膨胀。

妈妈在宝宝出生后未能及时哺喂，或哺喂的间隔时间太长，或乳汁分泌过多以致孩子吃不完，均可使乳汁在乳腺管内淤积，让乳房变得肿胀且疼痛。此时乳房变硬，乳头不易被含吮，妈妈会因怕痛而减少喂奶次数，进而造成乳汁停流，加重涨奶。

13. 缓解产后涨奶的小技巧有哪些？

产后涨奶让不少没有经验的妈妈尴尬不已。那么，妈妈缓解产后涨奶的小技巧有哪些呢？

1. 让宝宝尽早吸乳

妈妈可以让宝宝尽早吮吸母乳。由于宝宝的吮吸能力很强，嘴巴特别有力，因此宝宝吃奶有助于疏通妈妈的乳腺管，使乳汁排得更加顺畅。妈妈要注意喂奶次数，2～3 小时喂 1 次可以保证乳腺管通畅，预防涨奶。

如果乳汁分泌过多，在宝宝吃完奶后，妈妈应用吸奶器把多余的奶吸空。这样既解决了乳房胀痛的问题，又能促进乳汁分泌。

2. 适当按摩乳房

适当的按摩同样可以有效地缓解涨奶现象。妈妈可以自己动手按摩，以便控制按摩的力道。在洗净自己的双手后握住整个乳房，均匀

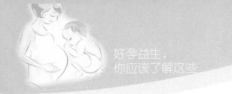
用力，轻轻地从乳房四周向乳头的方向按摩、挤压，这样做能帮助疏通乳腺管，促进皮肤水肿减轻、消失。在按摩的过程中如果发现乳房的某一部位胀痛特别明显，可在该处稍稍用力挤压，排出淤积的乳汁，以防此处乳腺管堵塞，导致乳腺炎。

3. 配合使用吸奶器

如果宝宝因为某些原因无法用吸吮的方式来帮助妈妈排空乳房，妈妈就应当选择一款吸奶器了。

在挑选吸奶器时，妈妈要选择有调节吸奶强度功能的吸奶器，可根据实际情况及时调整吸奶器的压力和速度。使用吸奶器时乳头不应有疼痛感。同时妈妈一定要注意卫生，以免细菌入侵感染。

患有乳头皲裂等情况的新妈妈，这个时候必须对乳房做好及时的清洁措施，同时在每次喂奶后还应该用乳汁均匀地涂抹在乳头上，这样可以有效地缓解皲裂情况。

4. 选择宽大文胸

妈妈可以使用柔软的棉布制成的宽大文胸来支托胸部，这样不仅能改善乳房的血液循环，还有助于保持乳腺管的通畅，从而减少乳汁的淤积，减轻乳房的胀痛感。

需要注意的是，妈妈不能戴过紧的文胸，因为这样的文胸可能会抑制乳汁分泌。

5. 冷敷与热敷双管齐下

热敷可改善乳房循环状况。哺乳前，妈妈可以用湿热的毛巾热敷乳房几分钟，随后配合轻柔的按摩和拍打动作，使乳房和乳晕软化，减轻涨奶感。哺乳时应先用感觉涨奶明显的那侧乳房喂奶。

如果胀痛非常严重，妈妈可先将乳汁挤出，然后用柔软的毛巾蘸冷水外敷于乳房上，或使用冷水袋进行冷敷。这样可起到减轻乳房充血、缓解胀痛的作用。

6. 饮食调节泌乳状况

妈妈应保证饮食清淡，忌油腻，最好不要饮用过多的催奶汤水。高蛋白、高脂肪、高糖类食物的摄入也必须适量，以免乳汁分泌过于旺盛、浓稠。

7. 温水浸泡

出现涨奶情况的妈妈可以通过温水浸泡乳房的方法来有效地缓解不适症状。先准备一盆温热水放在膝盖上，然后再将上身弯至膝盖，让乳房都浸泡在脸盆里。同时轻轻地摇晃乳房，借着重力可使乳汁比较容易流出来。

14. 乳房疼痛该如何处理？

妈妈在进行母乳喂养的过程中常常会遇到一些问题，比如，出现乳腺导管堵塞或者乳腺炎症状。开始时症状往往很轻微，仅仅是乳房某一点酸痛或者有一处硬块，之后也许疼痛会加剧。无论乳房疼痛的原因是乳腺导管堵塞还是乳腺炎，治疗方法都一样——热敷。

热敷会加强疼痛部位的血液循环，进而加快炎症消退的速度。除了用热敷垫外，更简单的方法是用温水沐浴并按摩乳房。热敷和按摩之后立即哺喂宝宝或者挤奶有助于缓解堵塞。

乳腺导管堵塞或乳腺炎通常标志着妈妈过于劳累，因此，妈妈要多注意休息。除此之外，还有其他一些办法可以帮助缓解疼痛。

（1）松开紧身的衣服，尤其是文胸。

（2）检查一下宝宝的哺乳姿势和衔乳方式是否正确。正确的哺乳姿势和衔乳方式能够保证宝宝每次更加有效地吸空所有的乳腺导管

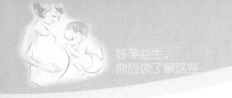
中的奶。

（3）试着调换不同的哺乳姿势。如果妈妈通常坐着喂奶，不妨试试躺着喂或者采用橄榄球式喂奶姿势。

采用以上方法，大多数妈妈在 24 小时之后就会感觉有所好转。但是如果持续发烧，症状加重，妈妈就应该咨询医生。

如果双侧乳房发炎、乳头看上去有感染、奶中有脓或血、疼痛部位周围有红纹、症状突然加重，妈妈就需要马上就医。

15. 什么时候需要挤奶呢？

妈妈在什么时候需要挤奶呢？

（1）当乳房太胀影响婴儿吸吮时，妈妈一定要挤掉一些奶。

（2）当乳头疼痛暂时不能哺乳时，妈妈要将奶挤出来。

（3）宝宝刚出生不久，吸吮力不是太强，如果妈妈的乳头内陷，宝宝一时还没有学会吸吮这种乳头，这时候妈妈就要挤奶喂宝宝。

（4）宝宝出生后体重过轻或宝宝生病以致吸吮力减弱时，妈妈应挤奶喂宝宝。

（5）妈妈与宝宝暂时分开时，要提前挤好奶供家人等喂宝宝。

16. 你会挤奶吗？

挤奶应由妈妈自己做，因为别人挤不仅可能会引起疼痛，还会抑制喷乳反射，如果用力过猛还会造成乳房损伤。

1. 手工挤奶法

挤奶前妈妈要将双手洗干净，然后将拇指放在乳晕的上方，食指放在乳晕的下方，其他手指托住乳房。用拇指、食指向胸壁方向挤压。手指一定要固定，不能在皮肤上滑来滑去。最初奶不容易被挤出来，但只要重复挤几次，奶就会出来了。

妈妈要注意的是，每次挤奶的时间以 20 分钟为宜，且应轮流挤两侧乳房。刚生完宝宝的产妇，奶水不是太多，挤奶时间应适当长一些。

2. 热瓶挤奶法

乳房肿胀疼痛严重的妈妈，由于乳头紧绷，用手挤奶会很困难，可用热瓶挤奶法。取一个容量为 1 升的大口瓶（注意瓶口的直径不应小于 2 厘米），用开水将瓶装满，数分钟后倒掉开水。用毛巾包住瓶身，拿起瓶子，将瓶口在冷水中冷却一下，再将瓶口套在乳头上，注意不要漏气。过一会儿，瓶内会形成负压，将乳头吸进瓶内，奶慢慢地会被吸进瓶中。待乳汁停止流出时，妈妈轻轻压迫瓶子周围的皮肤，就能将瓶子取下了。

3. 吸奶器挤奶法

妈妈可以挤压一下吸奶器后半部的橡皮球，使吸奶器产生负压，将吸奶器的瓶口罩在乳头周围的皮肤上，不要让其漏气。放松橡皮球后，乳汁会慢慢地流入吸奶器容器内。待没有压力时，妈妈再重复挤压橡皮球。当吸奶器容器中的奶较多时，应将奶倒入准备好的容器内。用吸奶器挤奶时，在每次使用前都要将吸奶器消毒。

如果孩子一整天都不吃奶的话，妈妈一天应挤奶 6 ~ 8 次，这样才能保证有较多的泌乳量。

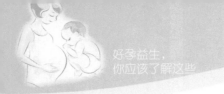

17. 怎样预防乳腺炎?

妈妈怎样预防乳腺炎呢?

(1)要保证母乳喂养的姿势正确及宝宝的吸吮方式正确。不要让宝宝只含到乳头而造成乳头皲裂。

(2)哺乳时一定要让宝宝吸空一侧乳房后再吸另一侧。若妈妈的奶很充足,宝宝只吃一边就饱了,此时如果另一边乳房很胀,妈妈一定要把胀的一侧乳房的乳汁挤掉,同时养成定时哺乳的习惯,不要让宝宝含着乳头睡觉。

(3)不要戴有钢托的文胸,最好戴专门的哺乳胸罩。

(4)睡觉时可采取侧卧或仰卧的方式,不可趴着睡。

(5)喂宝宝前后最好用清洁的毛巾将乳头擦拭干净,保持乳头的清洁。

(6)产后催奶不宜过急,应根据奶水分泌情况适当补充营养。

(7)注意饮食调摄。宜食清淡而富有营养的食物。

18. 怎样缓解轻微乳腺炎?

妈妈怎样缓解轻微乳腺炎?

(1)可用热毛巾湿敷患侧乳房(以不烫伤皮肤为度),待毛巾冷却后再敷,连续10分钟。可用手捏住乳房,一捏一松,反复数十次。如果发现乳头已溃破,就不能使用此方法。

(2)采用按摩疗法。先用热的湿毛巾外敷乳房,然后用手按顺时针方向按摩乳房。如果发现乳头已溃破,就不能使用此方法。

（3）如果皲裂很深、疼痛一直不见好转，妈妈应停止直接哺乳，用吸奶器吸出奶汁喂宝宝，并在此期间抓紧时间治疗。

19. 患乳腺炎时要停止母乳喂养吗？

发生急性乳腺炎时，妈妈一般不要停止母乳喂养，因为停止哺乳不仅会影响婴儿喂养，而且会增加乳汁淤积的概率。所以，在感到乳房疼痛、肿胀甚至局部皮肤发红时，不但不要停止母乳喂养，反而要勤给孩子喂奶，让孩子尽量把乳房里的乳汁吸干净。当乳腺局部化脓时，妈妈应停止同患侧乳房哺乳，并以常用挤奶的手法或吸奶器将乳汁排尽，促使乳汁通畅排出。与此同时，仍可让孩子吃另一侧健康乳房的母乳。只有在感染严重或脓肿切开引流后，或发生乳瘘时妈妈才需要完全停止哺乳，并按照医嘱积极采取回奶措施。

20. 哺乳期女性吃药后多久可以喂奶？

为了保证母乳安全，很多哺乳期女性不敢轻易吃药。其实，只要遵循以下安全守则，哺乳期女性也能放心用药。

1. 应避免服用部分药物

激素类药物会影响婴儿自身激素的分泌，从而影响其发育。避孕药会减少乳汁分泌，过量服用还可影响婴儿的生殖器发育。甲状腺功能抑制剂会导致婴儿甲状腺功能低下。哺乳期女性用药应遵医嘱。

2. 不要抗拒抗生素

很多女性平时生病会轻易用抗生素，但到了哺乳期会过分抗拒抗生素。其实，一些抗生素在哺乳期使用也较为安全，哺乳期女性可遵

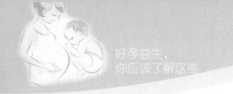
医嘱使用。

3. 剂量一定要准确

药物剂量不够不利于治病，过量又可能产生副作用。哺乳期女性用药时应咨询医生，并根据说明书规定的用量使用。

4. 喂完奶再吃药

为了保证哺乳安全，哺乳期女性最好等喂完奶再吃药，并尽可能推迟下一次喂奶的时间。

21. 哪些女性更可能患乳腺癌？

以下几类女性更可能患乳腺癌：

（1）有良性乳腺肿瘤史的女性。

（2）有乳腺癌家族史的女性，特别是若母亲一方的直系亲属中有一人以上患过乳腺癌，那么本人患乳腺癌的可能性较大。

（3）首次分娩年龄大于 35 岁的女性及从未生育或哺乳过的女性。

（4）进食过多的动物脂肪，绝经后体重超重的女性。

（5）患某些慢性乳腺疾病（如导管上皮不典型增生、乳头状瘤等）的女性。

（6）月经初潮年龄在 12 岁之前，或绝经年龄在 55 岁之后的女性。

（7）长期应用口服避孕药或使用雌激素替代疗法的女性，在停药一段时间后患乳腺癌的风险增加。

22. 母乳喂养真的可以降低乳腺癌患病风险吗？

母乳喂养的保护性机制目前尚未被研究清楚，但多项科学研究结果表明，雌激素是乳腺癌发生、演进的重要刺激因子，而孕激素、泌乳素等怀孕、哺乳期特有的激素则是具有保护性的激素。所以母乳喂养可能通过延长有益激素的保护作用时间，相应地缩短雌激素的刺激作用时间，从而降低乳腺导管上皮细胞发生恶变的风险。

23. 哺乳期的妈妈如何安全减肥？

怀孕期间堆积的脂肪，是妈妈和宝宝能量的贮存地。可是产后依旧突出的腹部，除了影响美观外，还会把正常情况下背部的支撑力量削弱，因此妈妈们就会感到背疼。所以生完宝宝后，减肥恢复身材是大多数妈妈要面对的事。那么，哺乳期的妈妈如何完全减肥呢？

1. 控制每天的食物摄入量

哺乳期的妈妈新陈代谢的速度会加快，从理论上来说，每天摄入量或许会超过实际所需量。因此，哺乳期减肥的关键，就是找到摄入量与所需量之间的平衡点。哺乳期的妈妈应控制每天的食物摄入量。产后过重的妈妈可以适当少吃一点，但一定要保证食物的均衡搭配。

2. 适应运动

哺乳期的妈妈可根据身体情况，选一项喜欢的运动，每天运动1小时左右就够了。千万注意，不要一边锻炼，一边管不住嘴。一块巧克力或者一点垃圾食品，都足以使锻炼成果付诸东流。

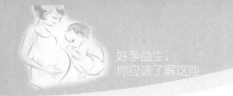
3．运动前先喂奶

妈妈在运动前可以先给宝宝喂奶，这样可以减少胸部的压力，让自己运动时更舒服，更轻松。涨奶的妈妈们对这一点应该都深有体会。

新生儿篇

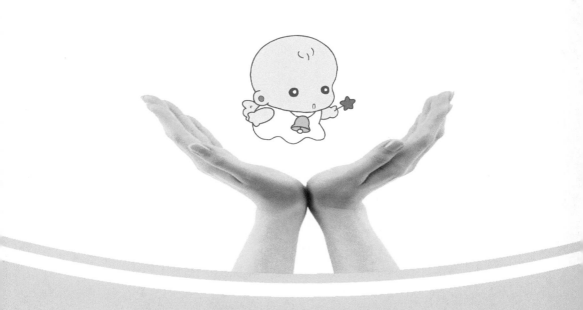

1. 如何护理剖宫产宝宝?

当妈妈们由于身体原因,不得已选择剖宫产后,该如何护理宝宝呢?

1. 加强协调训练,帮助感知自我

研究表明,剖宫产的孩子更容易产生情绪敏感、注意力分散、手脚笨拙等问题。因此父母需要对宝宝多加训练,在他们出生后的前3个月,经常抱着宝宝轻轻摇晃,让宝宝的大脑平衡能力得到最初的锻炼;在宝宝七八个月大的时候,让他多翻身、打滚、爬行等,以锻炼其手脚协调能力;当孩子再大一些的时候,可以让孩子多做走平衡木、荡秋千、旋转木马等游戏。还可以让孩子通过触觉训练来认识自我。父母可先把宝宝包在浴巾里,轻轻地揉搓浴巾,让宝宝的全身都能得到按摩。然后用婴儿按摩油反复摩擦宝宝的身体。这不仅有利于宝宝发育,还可以让宝宝的皮肤得到全方位的刺激,使宝宝的触觉更加灵敏。

2. 挑选低敏食品,预防过敏风险

由于剖宫产宝宝的过敏风险高,因此在喂养宝宝时,父母要格外注意。

首先,母乳喂养是最佳选择。剖宫产的产妇往往比顺产的产妇迟一到两天才有母乳,但是不必过分担忧,因为妈妈要做的就是让宝宝努力吸奶,刺激乳汁分泌。

如果妈妈的乳汁还是过少,那么父母要为宝宝慎重挑选奶粉。牛奶蛋白是婴儿最常见的过敏原,因此宝宝的免疫系统容易错误将牛奶蛋白辨认为"有害物质"。适度水解蛋白配方奶粉是目前最具有普适

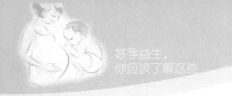

性的低敏奶粉。这种奶粉可以降低宝宝对牛奶蛋白过敏的风险。

2. 为什么提倡母乳喂养？

中国营养学会发布的《婴儿喂养指南》（0～6个月）指出，我国0～6个月婴儿纯母乳喂养率远低于国际平均水平，其中农村母乳喂养率为30.3%，城市母乳喂养率仅为15.8%。

对宝宝来说，初乳是最有营养的。更重要的是，初乳中富含免疫活性物质，有利于预防新生儿过敏，而且能减小新生儿黄疸、体重下降和低血糖的发生概率。

3. 母乳喂养的注意事项有哪些？

1. 六个月内纯母乳喂养就可以满足宝宝

纯母乳喂养能够满足宝宝所需的能量和营养。父母无须刻意为宝宝增加别的食物。而且，妈妈要坚持让宝宝直接吸吮母乳，尽可能不使用奶瓶喂养人工挤出来的母乳。

很多妈妈觉得自己的奶水很稀，担心孩子的营养不够。事实上，母乳就应该是稀的！牛奶中80%的蛋白质是酪蛋白，酪蛋白不溶于水，因此牛奶看起来比较稠；而母乳中最主要的蛋白质是乳清蛋白，乳清蛋白溶于水，所以母乳看起来比较稀。

2. 无须补钙，但要补维生素 D

很多父母担心孩子缺钙，会给孩子服用一些钙补充剂。事实上，纯母乳喂养能满足婴儿骨骼生长对钙的需求。父母不需要额外为宝宝补钙。

针对补充维生素 D 的问题，中国营养学会专家认为，人乳中维生素 D 含量低，因此母乳喂养的孩子不能通过母乳获得足量维生素 D。虽然适宜的阳光照射会促进维生素 D 的合成，但鉴于目前的喂养方式不是 6 个月内婴儿获得维生素 D 的最方便途径，因此，父母应在宝宝出生后数日就开始给宝宝补充维生素 D。

3. 3 个月后逐渐形成规律喂养习惯

母乳喂养应顺应孩子的生长发育过程。3 月龄以内的婴儿常常会因饥饿而哭闹。妈妈平均每天可喂奶 6 ～ 8 次或更多，不用强求喂奶次数和时间。

宝宝在出生后 2 ～ 4 周就基本建立了自己的进食规律，家长也应该明确感知婴儿进食的时间。随着月龄的增加，婴儿的胃容量也逐渐增大，单次摄乳量也随之增加。因此，妈妈也应将哺乳间隔相应延长，逐渐让宝宝形成规律的饮食习惯。

4. 护理宝宝的注意事项有哪些？

护理宝宝需要一定的方法和经验。以下几个注意事项父母要牢记，否则就有可能对宝宝造成伤害。

1. 不要摇晃宝宝的脑袋

宝宝的脑袋无论长短、轻重，在全身所占的比例都较大，且颈部柔软，控制力较弱。大人的摇晃动作易使其稚嫩的脑组织因惯性作用在颅腔内不断地晃荡与碰撞，从而引起婴儿脑震荡、脑水肿，甚至造成毛细血管破裂。

父母不要随意摇晃童车或摇篮，必要时可采用轻拍或抚摸婴儿背部、臀部的方法助其入睡。对抱在怀中的宝宝也只宜轻缓摇晃，不可用力晃动。将孩子抛起来或抓住宝宝臂膀左右摇动的做法更应绝对禁止。

2. 不要让宝宝的肚子受凉

小宝宝的肚子对气温特别敏感，最怕受凉。一旦受凉，可使其肠蠕动加快，导致宝宝腹痛、腹泻。而腹痛、腹泻反过来又会严重影响宝宝的营养吸收，使其抵抗力进一步下降，进而为各种感染性疾病的入侵打开方便之门。

父母平时应根据气温的变化给宝宝穿厚薄适当的衣裤。在气温低的季节，尽可能使用空调、电暖器、火炉等升高室温。给宝宝更换尿布或洗澡时动作要尽量快些，要先将贴身内衣捂暖再给宝宝更换。即使在炎热的夏季，也不能让宝宝一丝不挂地裸睡，要用毛巾等护住其腹部。

3. 不要在宝宝进食时逗笑宝宝

宝宝进食时笑闹容易使异物进入气管，导致呛咳不止。如果呛入的是固体食物，食物很有可能会堵塞气管或支气管，造成宝宝呼吸困难，甚至窒息，从而危及宝宝的生命。

让孩子一边看电视一边进食也不好，因为电视里的某些画面也可能让孩子发笑。

4. 不要在宝宝学走路时给他穿硬鞋

宝宝下地学走路时，父母要给他准备一双合适的鞋。有的父母为了让孩子漂亮，甚至买来皮鞋予以"包装"。

其实，皮鞋的鞋帮与鞋底都较硬。一双紧紧的硬底皮鞋会限制宝宝两脚肌肉的活动，加上减少了外界的刺激，必然会影响宝宝学步，对宝宝脚部的发育也是一种人为的束缚。

孩子学步时宜穿软鞋，且鞋的尺寸要适中。在一般情况下，鞋子比脚大半厘米较为合适。

5. 宝宝洗脚最怕热水

用热水洗脚或泡脚是成人的养生之道，但如果套用在婴幼儿身上那就大错特错了。

足弓形成的关键时期在儿童期，而热水有可能使足底的韧带松弛，导致平足形成。

用温水给宝宝洗脚或泡脚可以避免以上问题发生。

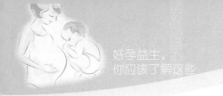
6. 不要给生病的宝宝吃甜食

宝宝生病之后吃什么好呢？不少家长认为吃甜食好。其实这是一个误区。宝宝生病后消化道的分泌液减少，消化酶活力减弱，食欲下降。此时宝宝若再进食甜食，就会大量消耗维生素 B1，使消化液进一步减少，食欲也就会更差。另外，甜食也会对免疫力产生消极的影响。

小提示

宝宝生病的时候尽量少吃甜食，可适当多吃富含维生素的食物，以加快身体的康复。

7. 不要经常掏挖宝宝的耳朵

耳屎是有一定生理功能的，如阻止灰尘、小虫进入耳内，缓冲噪声，保护鼓膜等。

婴幼儿的耳道尚未发育成熟，大多呈扁平缝状，皮肤又娇嫩。家长给宝宝掏耳时若稍有不慎，轻则易掏伤皮肤引起感染，重则会捅破鼓膜导致宝宝丧失听力。

小提示

父母不要轻易掏挖宝宝的耳屎。如果宝宝的耳道被耳屎阻塞，父母最好请医生帮助清理。

5. 给宝宝喂奶需要注意什么？

目前，产妇奶水不足的现象很普遍，这与产妇缺乏耐心、缺少指导，以及有些产妇担心身材走样、影响工作等有直接关系。但是我们建议所有的产妇都选择母乳喂养，这样可以减少宝宝生病的概率，有利于宝宝的智力发育。

1. 宝宝第一餐可用小勺喂奶

产妇生下宝宝后，需要一段时间才会有乳汁分泌。这时，宝宝需要用奶粉临时过渡。不少家长都是用事先准备好的奶瓶，直接泡奶粉给宝宝喝，但这是错误的行为，因为奶瓶会产生负压，宝宝吸奶很容易，而妈妈的乳头吸起来比较费力，宝宝习惯了轻松就不愿意再费劲了。这就是很多宝宝哇哇大哭但就是不肯吃奶的原因。如果宝宝持续出现这种情况，可导致产妇"回奶"。所以刚生完宝宝的产妇一定要有耐心。如果宝宝强烈拒绝乳头，产妇可适当采取一些措施。比如用小勺等给宝宝喂食挤出来的乳汁，同时用乳头安抚宝宝，给宝宝一个适应的过程，最后再完全用母乳喂养，并在宝宝饥饿之前喂。同时，用小勺喂奶时也不要一口灌下去让宝宝"不劳而获"，可以把小勺放在宝宝的嘴边，让宝宝自己一点点地吸进去。

2. 乳汁会越吃越多

母亲哺乳是一种本能。在正常分娩的情况下，产妇的奶水完全够宝宝吃 4 个月。要判断有没有吃饱，只要看宝宝在下一餐前是否排尿，就能知晓了。在正常情况下，宝宝一天能保证 6 ～ 8 次小便，就说明奶量是足够的。在产后的最初两周中，产妇的乳汁量会较少，但两周后会逐渐增多。产妇的泌乳量不够，可能是宝宝吸吮时间不够或

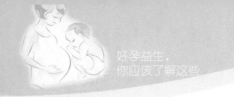

吸吮姿势不正确造成的。而一些产妇害怕自己"不下奶"所产生的焦虑情绪也会影响泌乳。其实，频繁地吸吮是增加泌乳量的关键。宝宝吸吮的量越大，奶水的分泌量才会越多。

3. 喂奶时逗笑宝宝可致宝宝患吸入性肺炎

母乳喂养时，产妇一定要选择让宝宝最舒适的姿势，让宝宝能够舒适地吸吮。千万不要强行把乳头塞进宝宝的嘴里。有些产妇喜欢喂奶时逗宝宝笑，这样做有可能会使宝宝被乳汁呛到，严重时可能会引发吸入性肺炎。此外，产妇运动后也不要喂奶，强度较大的运动会导致乳汁变味。产妇可选择强度较小的运动，运动后要稍事休息再喂奶。

4. 哺乳期生病应及时就医

很多产妇感冒后便急着给孩子断奶，这种做法导致的结果就是奶量急剧下降甚至断奶。因此，产妇感冒后，应及时到正规医院就医，并告诉医生自己正处于哺乳期。一般缓解感冒症状的药物不会对母乳喂养的宝宝产生不良影响。但产妇最好在吃药前哺乳，吃药后半小时以内不喂奶。哺乳时应该戴上口罩，并注意认真洗手。除了感冒，很多产妇在哺乳初期会出现乳房胀痛的轻度乳腺炎症状，从而会拒绝给宝宝喂奶。这种炎症是因为乳汁不通造成的，而最好的治疗方法就是让宝宝吸奶。此外，乳头平坦、内陷、皲裂等也会影响哺乳。不过，如果产妇需要吃药，最好能提前咨询医生。

6. 如何提高宝宝的智力？

你想有一个聪明的宝宝吗？其实宝宝的智力需要父母一起来开发。

1. 让宝宝大脑转起来

提高宝宝智力最直接的方法就是不停地刺激宝宝的大脑，让大脑"转"起来。每个孩子都会在大约 2 岁时面临智力的飞速发展，随之而来的则是性情大变。他会变得对周围的一切产生极大兴趣。此时父母们应该特别注意，要为宝宝提供足够多的"新鲜事物"。总之一句话，不能让宝宝闲着。

有些父母此时会开始考虑带孩子上一些正规的培训课程，比如学习某些乐器等。其实，在这个阶段让宝宝接受这种教育并不是必需的。在节假日等带宝宝看看城市里不同的景色，便能很好地激发宝宝的求知欲望，足以令他的大脑飞快地转起来。

 小提示

宝宝越活泼、兴趣越广泛，他的求知欲望和学习能力也就会越强。父母可以带孩子读诗词、唱歌谣、听音乐，并且给他准备各种各样的有趣的玩具和拼图，给宝宝提供充分的空间去展示他们的活力。

2. 让宝宝做个小小探险家

宝宝探索周围世界时，需要父母的帮助和鼓励。所以，当宝宝发现新东西时，父母一定要及时给予正面的肯定。这种正面的引导会让宝宝长大以后具有更多的冒险精神。

当然，安全是第一位的。作为父母，通常需要考虑的有：使用带塑料套的安全插座；全面检查周围的锐利物，包括替换威胁宝宝安全的门窗、碗橱锁件；在开放式阳台、窗台等处设置安全防护装置。

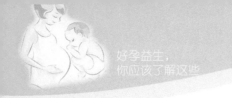

对于一些略有难度的动作，父母应该先教宝宝如何做，然后放手让他独自做一遍。如果宝宝成功了，父母要给予他充分的表扬和鼓励。

3. 让宝宝玩最合适的玩具

父母为宝宝选择的玩具最好是宝宝非常感兴趣的，而这就需要父母平时多做些观察。

一款合适的玩具会让宝宝长时间乐此不疲。如果发现有些玩具宝宝一时不太会玩，或者宝宝因为玩不好而发脾气时，父母应当立即安抚并且试着鼓励宝宝，不要让他轻易放弃。一旦他掌握了要领，父母就应当毫不吝惜地表扬。

增强宝宝思维能力的玩具主要是拼图类玩具，而丰富想象力的玩具种类则更多，比较常见的是玩具电话、洋娃娃等。另外，父母每次应只允许孩子玩一样玩具，因为玩具太多有时反而会让宝宝提不起兴趣。

4. 多和宝宝聊聊天

大量研究显示，语言与智力有极强的关联性，其中任意一方面的水平提高了，那么相应地另一方面的水平也会提高。通常，宝宝一两岁时开始学习说话，等他们快三岁时，就能分清自己身体的各个部分了。这个阶段的孩子已经慢慢开始掌握基本的语言能力（听和说）

了，所以父母应抓紧时间多和他说话。父母对孩子说话时，实际上向他们展示了语言的各种表达方式和用法。这种交流经验会帮助孩子增强他们的语言能力。

小提示

父母每天都应花些时间和宝宝说说话，可以选择任何时候，如买东西时、休息时、给宝宝洗澡时，或者喂宝宝吃饭时。

5. 多和宝宝一起玩游戏

所有的孩子都有好奇心，这是天性使然。

宝宝的融入感和参与感越强，他们所获得的经验就越多。如果发现宝宝不愿意玩玩具，或者玩得非常勉强，缺少兴趣，那么父母可以试着和宝宝一起玩游戏，这样能激发宝宝的兴趣，让宝宝乐于参与其中。

7. 如何避免蚊子叮咬宝宝？

进入夏天后，蚊子也多起来，父母如何避免蚊子叮咬宝宝呢？

1. 室内防蚊

（1）注意室内清洁卫生，不给蚊子提供藏身繁衍的场所。

（2）开窗通风时，要用纱窗做屏障，防止蚊子飞入。

（3）可在家中喷洒杀蚊虫的药剂，但最好在宝宝不在的时候喷洒，并注意通风。

（4）为了让宝宝在睡觉时不受蚊虫侵扰，可以在小床上配上一个透气性好的蚊帐。

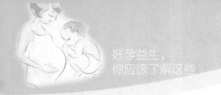
（5）为宝宝涂抹驱蚊水。给宝宝洗澡的时候在水中放点花露水，也能起到驱蚊的效果。

（6）在屋中远离宝宝的位置使用蚊香、电蚊香片或电蚊香液等也能有效驱蚊。

2. 外出防护

（1）尽量给宝宝穿长袖衣服，出门前可给宝宝全身涂抹一些驱蚊剂。

（2）外出旅游时应带好驱蚊用品，比如蚊香、驱蚊水等。

（3）尽量避免在靠近水源的地方或草丛中停留。

8. 宝宝的哪些表现提示他可能缺钙？

宝宝的以下表现提示他可能缺钙。

（1）不易入睡，睡觉不实，夜惊，夜啼。

（2）夜间盗汗。入睡后头部大量出汗，哭后出汗更明显。

（3）性情异常。宝宝如果缺钙，常会出现烦躁、爱哭闹、坐立不安等表现。

（4）出牙晚、牙齿排列参差不齐。有的宝宝1岁半仍未出牙，或者牙齿发育不良、咬合不正、牙齿排列参差不齐。

（5）出现枕秃。缺钙的宝宝易出汗，通常后脑勺处的头发被磨光，形成枕秃。

（6）前囟闭合延迟。前囟一般在宝宝1岁至1岁半时闭合，而缺钙的宝宝的前囟通常在1岁半后仍不闭合。

（7）生长迟缓，学步晚，骨关节畸形。

（8）出现串珠肋、肋软骨增生。

（9）精神状态不好，食欲缺乏，对周围环境不感兴趣，抽搐，智力低下，免疫功能下降等。

以上就是宝宝缺钙时可能会出现的一些症状，但并不是出现这些症状就代表宝宝一定缺钙。妈妈还要结合宝宝的喂养情况进行分析，必要时应该及时带宝宝去医院检查。

9. 宝宝哭闹不停的原因是什么？

宝宝哭闹并不是无理取闹的表现，而是他表达需求的一种方式。妈妈要先找出原因，才能"对症下药"。

一般来说，宝宝哭闹的原因可能有以下几种。

1. 饥饿

饥饿是宝宝哭闹的主要原因之一。判断宝宝是否饥饿的方法很简单，妈妈把手放到宝贝的嘴边，饥饿的宝宝会迅速把头扭过去找妈妈的手，或把妈妈的手塞进嘴里吸吮。

2. 尿布该换了

宝宝小便或大便后也容易哭闹，因为排泄物或让宝宝觉得不舒适。因此，若宝宝哭闹不止，妈妈可以检查一下尿布，看是否需要要换。

3. 兴奋过度

在一般情况下，宝宝吃饱了就会睡着，而不会哭闹。宝宝兴奋过度，自然也就疲劳过度，这时候，他就睡不着了，会歇斯底里地哭。所以，妈妈要注意的一件事就是不要过度刺激宝宝，给宝宝一个相对安静的环境，尽量让他养成规律的生活习惯。

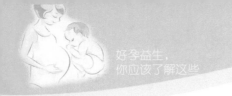
4. 胀气

宝宝胃肠发育不完全，因此胀气就是常见现象。肚子里有气排不出来，宝贝自然就要哭闹。情节轻的宝宝可能会吐奶，让空气随着吐出的奶一起排出来。如果情节比较严重，妈妈应及时带宝宝就医。

5. 生病

当妈妈满足了宝宝所有的生理要求，而宝宝依旧哭闹不止时，妈妈就要考虑宝宝是不是生病了。最简单的方法是测体温，观察宝宝是否发蔫，嘴唇是否发紫，呼吸是否困难，身上是否有红点，等等。如果宝宝出现这些症状，妈妈一定要带宝宝去医院检查。在美国，医生一般建议妈妈测量宝宝的肛温，因为它最接近体内温度。一般来说，宝宝肛温超过 38 ℃，就预示着体内有感染，这一点妈妈绝对不能忽视。

6. 白天睡得太久

有的宝宝白天运动不足，睡得太久，晚上就不肯入睡，哭闹不止。妈妈可以考虑增加宝宝白天的活动量，并适当调整宝宝的午睡时间，从而保证宝宝晚上有睡意。

10. 如何培养宝宝良好的睡眠习惯？

如何培养宝宝良好的睡眠习惯呢？

1. 避免叫醒熟睡中的宝宝

如果宝宝在夜里睡着了，妈妈就要避免叫醒他，不要让他吃奶等。如果宝宝能够在晚上睡觉的话，你可以开始让他建立健康规律的睡眠模式。

2. 调整好宝宝的睡眠周期

妈妈应尽早让宝宝知道晚上才是睡眠的时间，白天是用来玩游戏的。白天可以利用各种玩具刺激宝宝，吸引他的注意力，也可以和宝宝做游戏。晚上就尽量在一个光线比较昏暗的房间里面喂奶，避免所有的刺激物，如强烈的光线和声音等。经过一段时间的调整，宝宝就会养成良好的睡眠习惯了。

3. 教宝宝独睡

妈妈不要让宝宝习惯于被抱着或者被喂着入睡。这样做的目的就是让宝宝即使在半夜醒来也能独自重新入睡，而不需要你去哄他、抱他或者喂他。

宝宝出生 4～6 个月时，妈妈可以开始试着在宝宝醒着但又想睡觉的时候抱他到床上睡觉，这样就可以让他慢慢学会自己入睡了。平时要抓住一切时机让宝宝学习自己睡觉。如果看到宝宝在吃奶后睡着了，就不要叫醒他，将他抱回床上让他自己睡觉。

11. 一岁以内的宝宝的睡眠有哪些变化？

新生儿一昼夜有 16～18 个小时处于睡眠中。

2～3 个月的宝宝吃奶的时间变长了，每天的睡眠时间在 16 个小时以上。这个时候宝宝开始逐渐分清白天和黑夜了。

4～5 个月的宝宝每天的睡眠时间为 14～16 个小时。这个阶段的宝宝每次睡一两个小时可能就会自动醒来，睡觉开始变得有规律，白天睡得少，晚上睡得多。

6～7 个月的宝宝每天仍然需要 14 个小时的睡眠。由于添加了辅食，宝宝不容易饿了，就睡得踏实了，睡眠时间也长了。有的宝宝

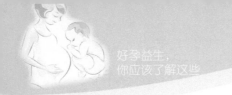
晚上开始有了完整的睡眠，有的宝宝半夜只需要喝一次奶。

8～9个月的宝宝每天需要14小时左右的睡眠。睡眠规律基本形成。这个阶段的宝宝到点吃饱就能睡，醒来后可以独自玩一会儿。由于宝宝的运动能力变强了，对事物的好奇心常常可能破坏睡眠规律，因此妈妈需要适当地约束宝宝才能让宝宝保持良好的睡眠习惯。

10～12个月的宝宝可能会"取消"早上的小睡，下午睡眠的时间会延长，晚上完整的睡眠时间可达8小时以上。这个时期是培养宝宝良好睡眠习惯的关键时期。

12. 0～3岁的宝宝有哪些睡眠问题？

1. 整晚醒来很多次

刚出生的宝宝还没有建立起白天和黑夜的概念。他需要随时睡觉或吃奶，因此白天和晚上对他来说并没有什么差别。这个时期，妈妈要努力调整自己的生物钟。

一般来说，母乳喂养的宝宝会比配方奶喂养的宝宝在夜里醒来更多次，不一定是因为饿，很多时候只是借吃母乳来寻求一些安抚。在确定宝宝不饿的情况下，妈妈可以试着不让他吃，给他一个拥抱或轻轻抚摸等都可以使其很快进入梦乡。

如果宝宝夜里醒来既不要吃也不要方便，而且这种情况发生在辅食喂养的初期，那么很可能是因为妈妈给宝宝吃太多了。宝宝觉得不舒服，当然就睡不好。

2. 睡前吵闹

（1）晚上入睡困难。

宝宝难以入睡，很可能是缺乏足够的运动，精力过于充沛导致的；也有可能是睡眠的环境不够好。妈妈在宝宝睡觉前两小时要尽量减少言语的交流，保持安静，可以重复讲一些宝宝喜欢听的小故事。另外，在餐后可以带宝宝去外面走走，适量的运动有助于宝宝入睡。

（2）只有被抱着才睡。

宝宝突然依赖妈妈的怀抱通常有几种原因：饥饿、冷、没有安全感。三四个月的宝宝胃口大了很多，妈妈要注意给宝宝增加奶量。另外，宝宝到了三四个月时会对妈妈格外依赖，所以睡前妈妈可以尽量安抚宝宝，但不能让宝宝养成怀抱入睡的习惯。

3. 早上醒得过早

宝宝对自然光产生反应其实是个好现象，但是如果光线影响了宝宝的睡眠，妈妈就应该想办法避免，如在宝宝房间的窗户上挂上遮光布，为他制造夜晚的感觉。

4. 不良的睡眠习惯

（1）喜欢趴着睡。

宝宝喜欢趴着睡是由于趴着睡和宝宝在母亲子宫内的感受很像。但是趴着睡更容易发生不安全的情况，最严重的就是窒息、猝死。所以妈妈最好别让宝宝趴着睡。

（2）要妈妈陪着才肯睡。

独自睡觉对宝宝的独立性培养非常有利。6个月以后的宝宝对妈妈开始有了依恋，但妈妈还是要让宝宝养成独自睡觉的习惯，可以在宝宝哭闹两分钟以后去安慰一下，如此反复，一直到宝宝入睡为止。

5. 睡眠时间不规律

有些宝宝从来都不是到点就睡。母亲在孕期的睡眠习惯确实会影响宝宝的作息。但是最重要的是，父母要首先为宝宝做出好榜样，每天有规律的睡眠时间，久而久之，宝宝也就会养成良好的睡眠习惯。

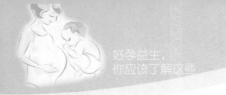
13. 宝宝夜醒后，妈妈该如何安慰？

有时候宝宝虽处翻身、哭吵甚至想爬起来，但其实并没有真正醒来。妈妈可以通过抚摸、轻拍等方式来安抚宝宝。千万不要开灯，更不要去抱宝宝，否则反而会把宝宝弄醒。

14. 宝宝与大人同睡一个被窝好吗？

成人的活动范围比儿童广得多，传染和携带各种病菌的机会也多。成人与宝宝同睡一个被窝，容易将身上的病菌传染给宝宝。另外如果宝宝和大人同睡一个被窝，同时父母翻身会影响宝宝的睡眠，也容易压到宝宝。

15. 喂夜奶会不会影响宝宝的睡眠？

半岁内的宝宝只要有需求，妈妈就应喂奶，但是宝宝 1 岁后就要尽量戒掉夜奶了。

16. 宝宝含着奶瓶睡觉好吗？

宝宝含着奶瓶睡觉不利于口腔卫生，容易患上奶瓶龋，在牙齿成型后也容易出现流口水的现象。所以妈妈不要让宝宝含着奶瓶睡觉。

17. 睡前给宝宝加餐好吗?

充足的睡眠会带给宝宝健康的身体。临睡前,人的脑神经处于疲劳状态,胃肠的消化功能会下降。这时给宝宝加餐会加重宝宝肠胃的负担,让宝宝睡不踏实。

18. 宝宝口腔健康知识你了解吗?

宝宝的口腔内有时会出些小状况,有的是疾病所致,有的是生长发育中的特殊现象。

1. 复发性口腔溃疡

特征:好发于舌、唇、颊黏膜,可以只出现一个,也可以同时出现多个。溃疡表面为圆形小凹陷,有一层淡黄色的伪膜,周边充血发红。

发生原因:宝宝自身的免疫力下降。偏食、消化不良、发烧、睡眠不足等因素都会使溃疡反复发作。

宝宝表现:宝宝不敢进食,虽然看起来很饿,但一吃东西就哭闹。

应对方法:溃疡一般 1 ～ 2 周可以自行愈合。妈妈可以遵医嘱,给宝宝涂抹适当的药物,促进口腔黏膜修复。另外,生活调理也很重要。膳食均衡、清淡饮食、注意口腔卫生等也是防止病情反复发作的有效方法。

2. 创伤性溃疡

特征:与复发性口腔溃疡差不多,最常发生在颊黏膜或舌头上。

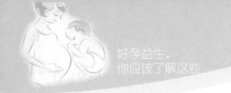
发生原因：吃饭时牙齿咬伤溃疡部位，或者尖利的食物刺伤口腔黏膜。

宝宝表现：宝宝进食时会感到疼痛，所以不愿吃东西。

应对方法：局部用药的方法与复发性口腔溃疡的相同。妈妈要注意控制宝宝吃饭的速度，不要让宝宝狼吞虎咽，以防伤口再被咬伤；给宝宝吃鱼时要将鱼刺择干净；不要让宝宝含着棒棒糖、筷子等玩耍，防止口腔黏膜被刺伤。

3. 马牙

特征：长在牙龈边缘或腭，像米粒大小的黄白色小球，有些像刚刚萌出的乳牙，数目不一。

发生原因：这是胚胎发育过程中残留的上皮细胞聚集和角化。这属于新生宝宝正常的生理现象。

宝宝表现：一般不会觉得不舒服。有的宝宝因为马牙比较多，可能觉得局部有发痒、发胀的感觉，吃奶时爱咬妈妈的乳头。

应对方法：长了马牙不需要治疗。大多数马牙会在 1 个月内自行脱落。妈妈一定不要用针挑或用布擦马牙，否则会损伤宝宝的口腔黏膜，引起感染。

4. 鹅口疮

特征：发生在口腔黏膜表面，呈白色小点或小片状，略凸起，面积大小不等，可逐渐融合成大片。鹅口疮有时与宝宝吃奶后口腔里留下的奶块很难区别。妈妈可以用棉签轻轻擦拭一下斑块，如果斑块很容易被擦掉就是奶块，不容易被擦掉就是鹅口疮。

发生原因：感染白色念珠菌。营养不良、腹泻、长期使用广谱抗生素或激素也容易引起鹅口疮。妈妈带菌的产道、消毒不彻底的奶瓶或奶嘴、被污染的日常用品（如衣服、尿布、玩具等）都可能让宝宝感染白色念珠菌。出牙阶段的宝宝因为牙龈不适，会经常吃手、咬东西，这也是感染的常见原因。

宝宝表现：一般没有明显的痛感。病情严重时宝宝可能有痛感，会出现烦躁不安、不爱吃奶、低烧等现象。

应对方法：妈妈可遵医嘱，在宝宝的鹅口疮处涂适当的药物。除了治疗，还要做好宝宝的个人卫生。宝宝的各种用具要保持清洁，特别是奶瓶、奶嘴要清洗和煮沸消毒。喂奶前妈妈要洗净双手、清洁乳头。

5. 地图舌

特征：舌头上出现圆形或椭圆形红斑，可以是单个的，也可以多发；病变部位可扩大或相互融合，有类似地图边界样的纹路，周边有白黄色稍隆起的弧形边缘，中央为红色；病变部位具有游走性，会改变形态和位置。所以这种病又被称为良性游走性舌炎。

发生原因：病因不是很明确，可能与消化不良、营养缺乏（如缺锌、缺铁）、体质差等因素有关，也可能与肠道有寄生虫或胃肠功能紊乱、情绪波动有关，而且具有一定的遗传倾向。

宝宝表现：一般没有不舒服，在吃刺激性食物时可能感觉有点儿麻。

应对方法：妈妈最好带宝宝去医院请医生帮助查找病因，然后针对病因进行治疗。同时要注意保证宝宝生活有规律、合理饮食。

6. 疱疹性口炎

特征：成簇的小水疱可出现在口腔黏膜的任何部位，以邻近乳磨牙部位的腭和牙龈边缘最常见。小水疱容易破，形成较大面积的糜烂面。发病年龄主要集中在 6 个月至两岁。

发生原因：感染单纯疱疹病毒。这种病毒主要通过飞沫、唾液及

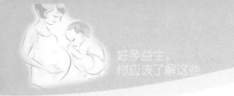
疱疹液直接传播，也可以通过食具和衣物间接传播。

宝宝表现：出现口腔黏膜疱疹之前，宝宝可能有发烧、头痛、疲乏不适、肌肉疼痛、淋巴结肿大等表现。口腔黏膜的水疱和糜烂、溃疡面会引起痛感，进食时更严重，所以宝宝会表现出流涎、哭闹、拒食。

应对方法：妈妈可带宝宝去医院就医。对已经添加辅食的宝宝，妈妈不要给他吃过热和有刺激性味道的食物。不要让患病的宝宝与别的小朋友接触，防止传染给其他人。

7. 疱疹性咽峡炎

特征：疱疹主要集中在靠近咽喉部位的黏膜，数量从数个至数十个不等，直径为 2 ~ 4 毫米，呈灰白色，周围有红晕。疱疹出现一两天后溃破形成黄白色的小溃疡。

发生原因：感染柯萨奇 A 组病毒。这种病毒传播的方式主要是呼吸道传播或粪口传播，传染性较强。

宝宝表现：可表现为突然高烧、烦躁不安、呕吐、淋巴结肿痛。由于咽部疼痛，宝宝有流涎、拒食的表现。有的宝宝可能几乎没有全身症状，只是口腔内有几个小疱疹，稍微影响进食。

应对方法：妈妈可以带宝宝到医院就医。平时让宝宝吃清淡的食物、多喝水、多休息，注意保持宝宝的口腔卫生即可。患病的宝宝需要隔离，防止传染其他人。

19. 宝宝牙齿不及时护理会有哪些影响？

1. 影响美观和发育

乳牙发生龋齿有可能导致宝宝的乳牙变黑或残缺，尤其是上前牙出现问题时，会影响牙齿的美观，甚至影响宝宝发音。

2. 影响面部发育

如果宝宝有龋齿，咀嚼时会因为疼痛而避开使用坏掉的牙齿，而长期使用单侧牙齿咀嚼食物有可能影响宝宝面部发育。

3. 影响牙生成

龋齿如果不及时治疗，有可能发展为牙髓炎或根尖周炎，严重者会影响恒牙胚发育，造成釉质发育不良，还会增加恒牙龋坏的危险。

20. 宝宝的牙齿该如何护理？

1. 用纱布擦拭

在宝宝牙齿还没有开始萌出时，妈妈可以将干净的纱布缠在食指上，蘸上温开水轻轻擦拭宝宝的牙龈，这样可以清洁残留在牙龈上的乳汁，同时也能按摩牙龈。擦的时候最好是一点一点地擦。开始的时候宝宝可能会抗拒，但慢慢会养成习惯。为宝宝擦拭牙齿有利于宝宝将来出牙后养成刷牙的习惯。

2. 用牙刷清洁

一旦宝宝的第一颗牙齿长出来，妈妈就需要使用牙刷给宝宝刷牙了。妈妈最好选择小头、软毛的牙刷，刷头以覆盖 2～3 颗牙齿的宽度为宜。刷完牙后妈妈要教宝宝吐掉牙膏。

21. 宝宝多大可以喝酸奶？

喝酸奶对宝宝有很多好处，不仅能够促进胃肠的蠕动，还能补钙。那么宝宝多大可以喝酸奶呢？

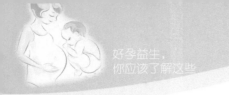
1 岁左右的宝宝就可以喝酸奶了，但是要注意以下几个问题：

（1）2 岁以前的宝宝主要还是以喝配方奶为主。酸奶是在配方奶的基础上进行补充的，每天的量控制在 150 毫升左右。

（2）科学区别含乳饮料和酸奶：含乳饮料的蛋白质成分比较低，所以妈妈千万别把含乳饮料当成酸奶给宝宝喝。在为宝宝选购酸奶时要注意看一下包装。一般来讲，含乳饮料当中蛋白质的含量大于 1%，而酸奶中蛋白质的含量大于 3%，两者的差别还是很大的。

22. 宝宝喝酸奶有哪些好处？

1. 酸奶能促进脑发育

酸奶中含半乳糖，而半乳糖能促进宝宝的大脑发育。

2. 酸奶能预防腹泻

腹泻是婴幼儿时期最常见的疾病。酸奶中含充足的乳酸菌，并且有适宜的酸度，可以有效抑制有害菌的产生，提高免疫力，因而能够预防腹泻或缩短慢性腹泻持续的时间，降低急性腹泻的发病率。

3. 喝酸奶有利于补钙

虽然牛奶中的钙含量也较高，但酸奶中所含的乳酸与钙结合，更能促进钙的吸收。但晚上宝宝喝完酸奶后，妈妈一定要及时帮助宝宝清洁口腔。

23. 给宝宝喝酸奶有哪些注意事项？

妈妈要注意，不要让宝宝空腹喝酸奶。酸奶在食用前最好不要加温。如果天气寒冷，为了防止酸奶温度低引起宝宝不适，妈妈可以把装有酸奶的奶瓶放在温水盆内加温几分钟。但需要注意的是，水温不宜高，否则就会降低酸奶的营养价值。

24. 导致宝宝过敏的主要原因是什么？

虽然自然环境的改变也是导致过敏的重要因素，但是导致宝宝过敏的主要原因还是养育方式出现了问题。

1. 过早添加配方奶

孩子刚出生，妈妈还没有母乳时，有些父母因为担心宝宝饿，会给宝宝喝配方奶。宝宝吃了母乳以后，有些父母因为担心孩子吃得太少，也会给孩子加配方奶。但过早添加配方奶会破坏宝宝的免疫系统。很多配方奶粉中含有异性蛋白，而宝宝的肠道内还没有产生消化这种异性蛋白的酶。此时，肠道就可能将这种异性蛋白视为很危险的"异己"成分，从而产生过激反应，致使宝宝出现过敏症状。

2. 大量使用消毒剂

很多父母认为细菌是敌人，把细菌灭得越彻底，人体就越健康，所以在家里大量使用消毒剂，包括用消毒剂消毒宝宝的用品、宝宝的身体，使得宝宝周围的环境过于干净。其实这样做会导致宝宝的免疫功能减弱，从而使宝宝容易过敏。

3. 过早添加辅食

过早添加辅食通常是指在宝宝 4 个月以前为宝宝添加除了母乳和配方奶以外的一切食物，比如蛋黄和各种补充剂等。

辅食无疑要在肠道内消化。但是在肠道内的各种消化酶还没有产生之前，免疫系统很容易将这些食物视为"外来入侵物"，从而采取过激的"排除异己"的手段，导致宝宝过敏。

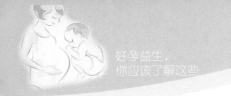
25. 如何分辨宝宝是过敏还是普通感冒？

感冒和过敏都会有咳嗽、打喷嚏、鼻塞等症状，因此很多家长不知道宝宝到底是感冒了还是过敏了。其实家长可以从以下几个方面进行判断。

（1）如果宝宝除了有上述症状外，还发烧，并有感冒接触史，就可能感冒了。

（2）如果宝宝在鼻塞、流涕的同时还长红疹，或者鼻塞、流涕超过两星期，就可能过敏了。

（3）如果宝宝打喷嚏、流鼻涕等，且有过敏原接触史，就可能过敏了。

26. 常见的导致宝宝过敏的过敏原有哪些？

（1）吸入性过敏原：如花粉、尘螨、灰尘、真菌、动物皮毛、寒冷的空气等。

（2）食物过敏原：如牛奶、鸡蛋、海鲜等。

（3）接触性过敏原：如化妆品、油漆、酒精、药膏等。

（4）部分药物过敏。

27. 如何预防宝宝食物过敏？

一般来说，孩子最早出现的过敏是食物过敏，其中牛奶、鸡蛋、海鲜是较为常见的过敏原。如果孩子对某种食物过敏，一般会出现腹泻和湿疹等症状。

小提示

　　母乳喂养是最安全的，可以避免宝宝对牛奶过敏。如果母乳不足或无法母乳喂养，适度水解配方奶是预防宝宝过敏的首选奶。

　　对于有过敏体质的宝宝，父母可以适当推迟为宝宝添加固体食物的时间，在宝宝6个月以后再逐步添加。给孩子添加食物时，一次应只添加一种食物，并观察几天，如果没有发现宝宝有不良反应，就可添加另一种。

28. 如何预防宝宝皮肤过敏?

　　皮肤过敏是婴幼儿的常见病，病因比较复杂。宝宝在受到一些致敏因子刺激后就会发病。食物是引起皮肤过敏的主要原因之一。此外，春天是宝宝皮肤过敏的高发期，因为春天正是树木花草生长的时期。孩子吸入了空气中的花粉等。就可能出现皮肤过敏。

　　如果父母两人中有一人或双方都有过敏性疾病史，从宝宝出生起，就要开始注意，尽量避免孩子皮肤过敏。要保持房间内及宝宝生活用品的清洁。尽量避免让宝宝接触扬尘、花和树木的花粉等过敏因子。不要用碱性大的香皂给宝宝洗脸、洗澡。给宝宝穿宽松透气的纯棉衣物，最好别给宝宝穿化纤面料的衣服，尤其是内衣。母乳喂养，如母乳不足，选用适度水解配方婴儿奶粉。

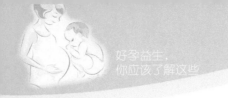
29. 宝宝洗澡有哪些好处?

有人认为,不要经常给小宝宝洗澡。这是不对的。宝宝的皮肤会接触外界的尘埃和细菌。如果不及时清除体垢,就会影响细胞的新陈代谢,不利于宝宝体内的血液循环。对宝宝来说,洗澡有以下这些好处。

1. 清洁皮肤

宝宝皮肤娇嫩,代谢旺盛,分泌物多,皮肤的皱褶处如颈部、腋下、腹股沟处(大腿根部)都会有许多污垢。勤洗澡可以避免细菌侵入,保证皮肤健康。

2. 促进新陈代谢

洗澡不仅能对宝宝皮肤产生良性刺激,还能促进其全身血液循环,从而有利于新陈代谢。

3. 增强皮肤的触觉能力和感知能力

宝宝皮肤与水全面接触可增强皮肤的触觉能力和对温度、压力的感知能力,对增强宝宝的环境适应能力很有益处。

30. 给宝宝洗澡的注意事项有哪些?

1. 动作要轻柔

家长给宝宝洗澡时动作要轻柔,避免摩擦和外力作用导致宝宝的皮肤破损。洗澡的抚触力度以皮肤不要发红为准。

2. 控制洗澡频率

宝宝一般一天洗一次澡,早产儿可以两天洗一次。在气温超过

30 ℃且宝宝特别容易流汗的情况下，家长可以适当增加洗澡次数，但最好不要超过两次。

3.谨慎沐浴用品

出生仅一个月的新生儿使用的沐浴用品不能对眼睛产生刺激。宝宝不能使用成人的碱性沐浴用品，也不宜使用含有酒精等溶剂和其他成分的清洗液和用品，应使用中性产品，以免破坏皮肤的 pH 和皮肤表面的正常菌群分布。

4.给宝宝洗完澡后要给其擦润肤品

为了减少宝宝皮肤的水分流失。在给宝宝洗完澡后，家长应及时给宝宝擦润肤品。

31. 宝宝从什么时候开始需要补水？

世界卫生组织提倡 6 个月以内的宝宝要纯母乳喂养，因为母乳中的水分就可以满足宝宝的需要。6 个月以上的宝宝需逐步添加辅食，辅食也应以流质为主。从开始给宝宝加辅食后，妈妈就可以让宝宝适当喝水了。

32. 宝宝什么时候喝水最好？

一般来说，宝宝在饭前 1 个小时内及吃饭中都不宜大量喝水，因为宝宝的消化能力弱，饭前和饭中大量喝水会冲淡胃液，影响消化。宝宝剧烈运动后也不宜大量喝水。宝宝最好在两餐之间喝水，采取少量多次的方式。

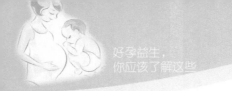
33. 1岁以上的宝宝可以喝什么？

（1）喝配方奶：营养价值高，容易被消化吸收。

（2）酸奶：富含营养素，且能量高。

（3）100%纯果汁：富含维生素。

（4）蔬菜汁：富含维生素。

（5）鲜牛奶或鲜羊奶：营养价值高。妈妈要根据宝宝的实际情况选择。

炎热的夏天，宝宝出汗多，需要及时补水。妈妈如果这个时候没有注意到宝宝的饮水问题，宝宝就容易出现脱水的现象。在夏天炎热的时候，宝宝体内消耗的水比较多。一般来说，4个月以内纯母乳喂养的宝宝在春夏秋冬都不需要加水，但是如果天气太热，妈妈也可以每天给宝宝适当地加一到两次的水。母乳与配方奶混合喂养或者是纯配方奶喂养的宝宝在夏日可以适当多喝一些水。妈妈要注意，千万别给孩子喝冰水。

34. 宝宝能喝矿泉水吗？

宝宝不宜喝矿泉水，这是肯定的。那么宝宝为什么不能喝矿泉水呢？

很多父母都认为，矿泉水所含的微量元素是人体所需要的营养物质。宝宝处在生长发育的关键时期，正需要补充这些微量元素，那么从饮水中直接获取微量元素既方便又利于吸收，何乐而不为呢？这种观点其实是错误的。

宝宝的生理结构与成年人具有较大差异，消化系统发育尚不完全，滤过功能差。对宝宝来说，矿泉水中微量元素的含量过高，吸收是一个很大的难题。当宝宝吃用矿泉水冲泡的食物或者直接饮用矿泉水时，容易造成食物渗透压增高，增加肾脏负担。

35. 宝宝能喝纯净水吗？

矿泉水的硬度是以其矿物质含量来衡量的。对于宝宝来说，每升水中的矿物质含量不宜超过 100 毫克，超过这个阈值，就可能对宝宝的肾脏造成威胁。显然，大多数矿泉水对宝宝来说都显得太"硬"了。

有些父母会问："那我们能不能给宝宝喝纯净水呢？"答案是不能。经过二次加工的纯净水同样不适合宝宝的消化系统。纯净水的矿物质含量过低，会造成吸收障碍。此外，长期饮用纯净水，还会使得孩子缺乏某种矿物质。

那么什么样的水才最适合宝宝呢？据研究，自来水烧开后再冷却至室温，最有利于健康。经过烧开后的水，其中所含的气体减少了一半，容易透过细胞膜被人体吸收。值得注意的是，不宜用铝壶煮开水。饮水机容易造成二次污染，也不宜使用。

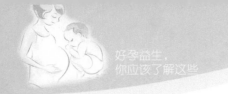

36. 如何正确使用纸尿裤？

1. 穿纸尿裤之前，最好抹上一层护臀霜

妈妈应尽可能给宝宝选择轻薄、透气性好的纸尿裤。给宝宝穿上纸尿裤之前，要先把宝宝的屁股擦干，避免皮肤湿漉漉的，然后给宝宝抹上护臀霜，之后再穿上纸尿裤，并且要注意将纸尿裤的裙边翻出，以避免大腿根部的皮肤被磨损。

2. 要勤换纸尿裤

无论是选择尿布还是纸尿裤，勤更换都是最重要的。妈妈一定要注意 2～3 小时给宝宝更换一次。如果给宝宝喝了较多的水或者奶，更要注意勤换。没有及时更换纸尿裤，不但可能引起尿布疹，还可能导致纸尿裤里大量滋生细菌，引发宝宝泌尿系统问题。所以，妈妈一定不能对换纸尿裤掉以轻心。

3. 天气炎热时可以用纸尿裤，但要开空调给宝宝降温

即使是在天气炎热的季节，妈妈也是可以给宝宝用纸尿裤的，最好为宝宝开空调，将空调温度设定在 28 ℃左右，且注意不要让宝宝对着出风口。

有的宝宝因为皮肤比较敏感，对纸尿裤的材质过敏，只能使用纯棉的尿布。如果宝宝对纸尿裤不过敏，妈妈还是应当在适宜的时间和场合给宝宝使用纸尿裤，一方面因为纸尿裤携带更方便；另一方面因为纸尿裤使用更简单，更容易发挥其功效。

37. 如何应对疱疹性咽峡炎?

疱疹性咽峡炎是由肠道病毒引起的，以急性发热和咽喉部疱疹溃疡为特征的疾病，以粪—口或呼吸道为主要传播途径，感染性较强，传播快，呈散发或流行，高发于夏秋季，一般病程为4～6日，重者可至2周。

症状：该病主要表现为急骤发热，可持续高热或反复高热，咽痛，吞咽时尤甚，有时伴头痛、腹痛或肌痛。起病2日内口腔黏膜出现少数小的（直径1～2毫米）灰白色疱疹，周围绕以红晕，多见于扁桃体前部，但也可见于软腭、扁桃体、悬雍垂、舌部等。在以后的24小时内水疱破溃变为浅溃疡，直径一般在5毫米以下，1～5日内愈合。

平时，家长应给宝宝勤洗手，并且少带宝宝去公共场所。注意室内多通风，不要随意使用抗生素。由于疱疹性咽峡炎的初期症状与一般感冒区别不大，因此很容易被误认为感冒。当宝宝出现不适症状时，家长应及时带其到正规医院检查，以采取正确的方法进行对症治疗。

当宝宝患疱疹性咽峡炎时，应适当多饮水，吃有营养而且容易消化的流质或半流质食物，如牛奶、米粥、果汁等。不要吃辛辣、甜腻或油炸的食品，尤其是不能吃过热的食物。家长可给宝宝吃一些蔬菜、水果等。另外，为防止继发感染，在宝宝治疗期间避免让宝宝淋雨、过度疲劳，一定要让宝宝保持口腔清洁。

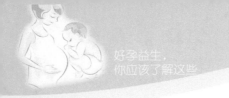
38. 如何应对手足口病？

手足口病是由肠道病毒引起的传染病。引发手足口病的肠道病毒有 20 多种（型），其中以柯萨奇病毒 A16 型和肠道病毒 71 型最为常见。手足口病多发生于 5 岁以下儿童。

症状：主要是手、足、口腔黏膜和唇内出现疱疹，手掌、足底、臀部、大腿内侧、会阴部、膝部、肘部等有时候也会出现疱疹。得手足口病的宝宝会伴随烦躁、咳嗽、头痛、流鼻涕、哭闹、流口水、厌食等症状。多数患儿一周左右自愈，少数患儿可引起心肌炎、肺水肿、无菌性脑膜炎等并发症。个别重症患儿病情发展快，最终死亡。

目前还没有哪种药物可以有效预防手足口病。儿童型开喉剑喷雾剂和利巴韦林喷剂两种药都起不到预防手足口病的作用，滥用反而可能带来新的疾病。家长和老师要注意不要随便给宝宝用药。

在日常生活中，家长要特别注意儿童的个人卫生，让孩子勤洗手，不让孩子吃生冷的食物，保持室内空气的流通。

如果宝宝患了手足口病，家长要让宝宝定时用温水冲漱口腔，禁食冰冷、辛辣、刺激的食物，可给宝宝吃一些清淡、质软、温性的饭菜，让宝宝多喝温开水，有足够的休息。要保证宝宝衣服清洁，避免感染。

39. 如何应对痱子？

婴幼儿本身新陈代谢旺盛，容易出汗。汗液一旦长时间浸渍皮肤，便会堵塞汗腺，引起炎症反应，于是刺痒、灼热的小痱子就会

"冒出来"。

症状：痱子一般出现在孩子的面部、颈部、肩部、肘窝、腹股沟、腋窝等部位。

痱子重在预防，而干爽清洁是"法宝"。夏天最重要的就是别给孩子穿太多，保持室内通风良好，降低室温，尽量给孩子穿全棉的衣物。保持皮肤干爽清洁就可减少或避免痱子的发生。

当宝宝已经生了痱子时，家长也不必过于紧张。首先给宝宝修剪指甲，避免宝宝因为觉得刺痒而抓伤肌肤，引起皮肤感染。然后根据宝宝的皮肤状况给宝宝涂抹炉甘石洗剂。这种药水具有收敛、吸汗、清凉等作用。

40. 如何应对小儿感冒？

小儿感冒，也叫小儿急性上呼吸道感染，是小儿最常见的疾病，主要侵犯鼻、鼻咽和咽部，因此常有"急性鼻咽炎"（感冒）、"急性咽炎"和"急性扁桃体炎"等诊断称呼，简称"上感"。

症状：不同年龄的小儿感冒的症状不同。三个月以内患儿表现为全身病毒症状较重，病初突然发热至 39.5℃ ～ 40℃，持续 1 ～ 2 天甚至数日，部分患儿同时伴有惊厥，有的患儿甚至有较重的鼻塞、流涕、咳嗽或咽痛等症状，也常伴有拒食、呕吐、腹泻或便秘等消化道症状。三个月以后的患儿发热轻微或无发热，因鼻阻及鼻阻所致的症状较突出，会哭闹不安、张口呼吸、吸吮困难、拒奶，有时伴有呕吐及腹泻。三岁以上患儿多不发热或有低热，个别亦有高热，伴畏寒、头痛、全身酸困、食欲减退，一般有较明显的鼻塞、流涕、喷嚏、声音嘶哑等症状。

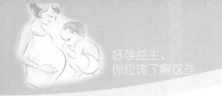
（1）家长可采取以下预防小儿感冒的措施：

① 培养良好的生活习惯。

家长首先要培养孩子良好的卫生习惯，如勤洗手、不乱摸鼻子和眼睛，让孩子学会正确的擦拭鼻涕的方法。平日注意做好孩子的口腔清洁工作，让孩子养成每日早、晚各刷牙 1 次，餐后用清水漱口的习惯，以预防咽部感染。经常开窗通风，打扫卫生时尽量避免尘土飞扬。

② 合理饮食。

孩子正处于长身体的关键阶段，家长一方面要为孩子准备多样化的食谱，力求营养全面、均衡；另一方面要鼓励孩子多吃新鲜水果、蔬菜和粗粮等富含维生素和微量元素的食物；同时也要让孩子适当多喝水，以促进新陈代谢，降低患病概率。

③ 加强锻炼，增强体质。

家长要让孩子有足够的户外活动时间，给孩子安排适当的多样化的体育锻炼，以增强孩子自身的抵抗能力；同时还要保证孩子有足够的睡眠时间。

④ 远离病原。

呼吸道感染类疾病的致病病毒、细菌一般出现在商场、车站等地方，所以家长应该让孩子尽量避免在此类人流量大的地方逗留。在雾霾天，家长应尽量避免让孩子进行户外活动，因为雾霾中的粉尘颗粒很容易带着病菌直接进入孩子的呼吸道，引发呼吸系统疾病。此外，要让孩子远离已感染的人群。

⑤ 合理穿衣。

在气温变化比较大的季节家长要加强对孩子的护理。孩子穿着的衣服要适宜。孩子活动后，家长要及时给孩子换下汗湿的衣服，以免孩子着凉；晚上睡觉要给孩子盖厚薄合适的被子，不要让孩子因为被子太薄而感冒，或者因为被子太厚而踢被。

（2）如果孩子感冒了，家长可采取以下措施：

① 及时退热。

有些孩子发烧后，体温很高，并且出现高热惊厥，这是非常严重的。因此孩子发热时，家长应及时帮孩子退热，必要时带孩子就医。

② 合理使用抗生素。

由于上呼吸道感染多由病毒引起，治疗上要以抗病毒为主。家长可在医生指导下选用一些适合孩子的药物。

如果孩子的病情需要，家长可在医生的指导下给孩子使用抗生素。应用抗生素时家长要注意，不要因为某种抗生素效果不错，就又去药店买来给孩子继续用。长期使用抗生素，会引起许多不良反应及副作用。因此，家长不要擅自给孩子使用抗生素，一定要遵医嘱，用完后要去医院咨询医生。

③ 止咳。

如果孩子咳嗽，家长可给孩子服用相应的止咳药，最好在医生的指导下进行。

用止咳药要选好时机。家长可在餐后给孩子服用止咳药，防止孩子因咳嗽严重而将食物吐出；在睡前，也可给孩子服用止咳药，让他能安稳睡着。在孩子咳嗽不停时，可以让孩子适当喝一些类似止咳糖浆的药，以缓解症状，减轻不适。

④ 局部治疗。

如果孩子流鼻涕、鼻塞、打喷嚏、流眼泪等，服用各类对应感冒药即可缓解这些症状。孩子流鼻涕时，家长注意要选用柔软的纸巾为孩子擦鼻涕，而且动作要轻柔，否则很容易使孩子的鼻子发红、发

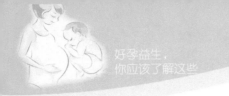
痛，给孩子造成不适。如果孩子鼻塞，家长可给孩子用一些滴鼻剂，起到通气、软化鼻痂的目的。

41. 夏天如何应对空调病？

长时间在空调环境下工作和学习的人，因空间相对密闭，空气不流通，致病微生物容易滋生，且室内外温差较大，机体适应不良，会出现鼻塞、头昏、打喷嚏、耳鸣、乏力、记忆力减退、四肢肌肉关节酸痛等症状，有些人还会伴有皮肤过敏的症状。这类现象在现代医学上被称为"空调综合征"或"空调病"。夏季家长怕孩子太热，总是会让孩子待在空调房里，因此孩子特别容易得"空调病"。

症状：主要表现为容易疲倦，大便稀薄，食欲缺乏，经常腹泻，反复感冒等，甚至容易引发过敏性鼻炎、结膜炎等病症。

家长为宝宝开空调时要注意以下几点：

（1）空调温度适宜。

一般来说，空调温度设置在 26 ℃～ 28 ℃ 比较适宜。空调的风速不宜过高。家长最好等宝宝先进入房间再开空调，要避免让宝宝频繁地进出。

（2）室内经常通风。

使用空调后家长应经常开窗换气，且应至少打开一扇窗户，保持室内空气流通。

（3）室内时刻保湿。

宝宝的皮肤调节能力远不如成年人，所以就更难适应环境变化。使用空调时，家长首先要多给宝宝喝水，同时要人为适当增加室内的湿度如使用加湿器或在屋子里摆放一盆水等。

（4）定期清洗空调。

空调的空气过滤网是用来过滤空气的。如果长时间不清洗，过滤网上的毛屑、灰尘等杂质就会被吹进室内，散布在空气中。宝宝一旦吸入这些物质，呼吸道就会过敏，从而咳嗽。所以，家长要注意定期清洗空调过滤网，使室内空气质量有所保障。

除了上述几点外，家长还要注意，在开空调之前先给宝宝擦干身上的汗。不要让空调的出风口对着宝宝，同时一定要注意给宝宝的肚子和脚保暖。不要让宝宝整天都待在空调房里，每天清晨和黄昏室外气温较低时，最好带宝宝到户外活动，让宝宝呼吸新鲜空气，增强身体的适应能力。并且每天至少为宝宝测量一次体温，以防宝宝因为吹空调而发烧。

宝宝夏季遭受"人造风寒"之后，总会有一些迹象，如流鼻涕、鼻塞、咳嗽、发烧等。遇到这种情况，妈妈应及时给宝宝用药，控制住病情。

42. 如何应对暑热症？

暑热症主要在炎热的夏天发生，并不是宝宝感染了病菌而发烧，而是因外界环境升高而致使体温上升，所以有人将暑热症称作夏季高体温症。暑热症患儿的体温一般在 38 ℃ ~ 40 ℃。这样的体温会持续 1 ~ 3 个月之久，一直到天气逐渐凉爽了才下降至正常。

症状：以长期发热、口渴多饮、多尿、少汗或闭汗为特征。部分患儿还会出现面色苍白、下肢清冷、大便稀溏等症状。

天热时家长不要给宝宝穿太多或太厚，以免影响身体散热；注意调节环境温度；宝宝患暑热症后，家长要马上把宝宝安置在室温

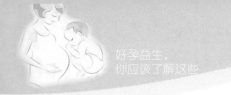
为 26 ℃ 左右的房间里。给宝宝洗温水浴也有降温效果，每次洗 20 ~ 30 分钟，每天洗 2 ~ 3 次。家长还要注意给宝宝喝水，以补充体内失去的水分，并给宝宝吃清淡的食物。家长可在医生的指导下给宝宝服用一些防治暑热症的药物。

43. 应对小儿咳嗽的注意事项有哪些？

初秋时节，气温开始发生变化，早晚变凉，中午稍热。这种温差的细微变化很容易让敏感的宝宝患上感冒，从而咳嗽。咳嗽是最容易反复发作且难愈的。一旦孩子开始咳嗽，父母就应当重视。那么应对小儿咳嗽的注意事项有哪些呢？

1. 滥用抗生素，易导致免疫功能减弱

虽然抗生素对治疗小儿咳嗽有一定的效果，但是父母不宜对孩子滥用抗生素，因为滥用抗生素会影响孩子的正常生长、发育，易导致孩子的免疫功能减弱，引起不良反应。使用抗生素须在医生的指导下进行。

长期慢性咳嗽的发病季节主要是秋冬季以及早春，发病原因主要有以下几点：一是小儿的免疫功能低下，易受凉从而咳嗽；二是抗生素使用过多导致小儿的免疫功能下降；三是首次治疗不够彻底，导致病情反复；四是饮食起居不得当。

2. 不要把咳嗽当小病，首次治愈是关键

有些父母认为，咳嗽只是小病，用不着看病吃药，过一阵子孩子就康复了。这种观点其实是错误的。父母不要把咳嗽当成小病。小儿长期咳嗽的危害很多，一是增加了患典型性哮喘的可能性，尤其是对高敏体质的儿童而言；二是降低免疫力，而免疫力低下又容易引发其

他疾病，导致恶性循环；三是影响生长发育；四是增加了对药物产生不良反应的概率。

所以在孩子第一次咳嗽时就需要积极地进行治疗，特别是在咳嗽快好的时候，否则会加重病情或导致病情反复。父母一定要在把孩子的咳嗽彻底控制住以后再让孩子停药。

3. 切忌乱用中成药

有些父母在孩子咳嗽的时候，喜欢让孩子吃一些中成药。专家认为，中成药也应谨慎使用，最好是在医生的指导下服用。因为中成药作为成品其实是有一定的针对性与局限性的。小儿咳嗽有积食引起的咳嗽、风寒引起的咳嗽、风热引起的咳嗽等。父母应分清孩子咳嗽的原因再为其选择药物。

另外，一些治疗咳嗽的中成药中含有少量的罂粟壳，父母应该避免给孩子选择这类药物。

44. 有哪些有助于治疗咳嗽的建议？

其实，虽然治疗咳嗽要靠药物，但日常生活中多注意一些细节可能对小儿咳嗽的治疗更有帮助。这里有几点建议：

（1）让孩子少食用或最好不食用碳酸饮料、膨化食品、煎炸类食物等。

（2）孩子饮食要规律。饮食如果不规律或暴饮暴食可能会引起积食，使胃肠道功能紊乱，免疫力下降，从而可能诱发咳嗽。

（3）夏天室内空调温度不要设置得过低。空调温度过低会导致室内外温差太大。从屋外进屋时孩子一时无法适应，就会咳嗽。

（4）保证孩子有充足的睡眠。睡眠不充足也会引起孩子免疫力

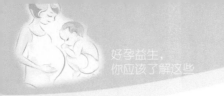
下降，从而可能诱发咳嗽。

45. 冬季宝宝的肌肤会出现哪些问题？

在冬季，宝宝滑嫩的肌肤容易干燥受损。那么，哪些皮肤伤害是需要在冬季重点防范的呢？冬季的 4 大肌肤伤害包括：嘴唇干裂、痱子、皲裂和冻疮。

1. 嘴唇干裂

嘴唇干裂是由于冬天干燥，嘴唇水分蒸发，又得不到及时补充引起的。特别是宝宝身体抵抗力较差，体内多种维生素缺乏时，嘴唇皮肤的细胞很容易凋亡，形成细碎的竖条状裂纹，从而出现干裂的情况。严重时，嘴唇干裂可累及宝宝嘴唇皮肤的真皮层，导致毛细血管破裂，引起嘴唇出血。

防范对策：父母应适当让宝宝多喂水，通过多进食蔬菜、水果等补充多种维生素和水分。嘴唇已经干裂的宝宝要禁止用舌头舔吮嘴唇。必要时父母应带宝宝及时向医生求助。平时可以适当给孩子涂儿童专用的润唇膏。

2. 痱子

不少人误以为痱子只在炎夏有，其实不然，痱子不是夏天的"专利"。有些父母担心宝宝挨冻，就把孩子捂得严严实实的，这样同样会导致痱子纷纷"破土而出"。

防范对策：冬天父母既要给宝宝保暖，又不要让宝宝穿得太多。宝宝的衣服宜选用吸水透气的纯棉服装，贴身衣服不要选择化纤材质。

3. 皲裂

冬季空气干燥，气温低，容易引起孩子皮肤失水，进而导致皮肤起皱、发红、脱屑，甚至出现裂口。宝宝肌肤出现皲裂是皮肤干燥导致的。

防范对策：父母要注意让宝宝适当多喝水补水，少喝果汁型饮料。如果宝宝的嘴唇已经皲裂，父母可先用暖湿的小毛巾敷在宝宝的嘴唇上，让嘴唇充分吸收水分，然后为宝宝涂抹润唇油。同时要让宝宝多吃新鲜果蔬。如果宝宝的小手裂了，父母可先把宝宝的小手放入温水中浸泡几分钟，待皲裂的皮肤软化后，再用无刺激的香皂洗净污垢，擦干后给宝宝涂上护手霜。

4. 冻疮

当寒冷与潮湿结伴而来，冻疮便"闪亮登场"。冻疮和皲裂不同，它是皮肤长期或短期极度暴露在寒冷潮湿的环境中形成的。

防范对策：父母应注意在宝宝的日常饮食里多添加富含维生素的食物；外出时，应注意保护宝宝容易生冻疮的部位，如手、脚和脸部。外出前可给孩子的脸部抹上一层薄薄的儿童护肤霜，并按摩一下小脸蛋，再为宝宝戴上手套，穿上柔软舒适的棉鞋。

46. 宝宝的肌肤该怎样护理？

宝宝的面部肌肤娇嫩，那么，宝宝护肤需注意些什么呢？一般来说，应做到"五忌"。

1. 忌洗脸同大人混用脸盆、毛巾

大人用的毛巾相对比较粗糙，易损伤宝宝的皮肤。另外，宝宝的抵抗力较差，而大人用的脸盆中往往有一些细菌，若用来盛水给孩子

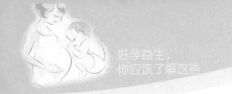

洗脸很容易导致一些传染病的发生。正确的做法是，宝宝洗脸应用专用盆和专用毛巾。

2. 忌洗脸用碱性大的香皂

大人用的香皂相对而言碱性较大。宝宝细嫩的皮肤若经常接触这类香皂，就会被损伤。宝宝洗脸应使用专门的儿童香皂或者婴儿香皂。

3. 忌用乳汁拭面

奶水滞留在孩子皮肤上，会将本来就极细小的汗腺口、毛孔堵上，使汗液、皮脂分泌物排泄不畅，引起化脓性汗腺炎、皮脂腺炎和毛囊炎。另外，奶水易引起细菌的吸附及繁殖，从而伤害宝宝的肌肤。

4. 忌涂脂抹粉

许多化妆品都含有一些化学物质和金属粉末，如果用其涂抹宝宝的皮肤，极可能造成皮肤过敏，如起丘疹等。

5. 忌乱挤面部疖子

孩子面部若生了疖子，家长千万不要用手乱挤。因为面部的许多血管与颅内血管相通，一旦用手挤压疖子，造成感染化脓，易引起面部肿胀甚至败血症，若细菌随血进入颅内，还可导致生命危险。

47. 孩子生冻疮后该如何护理与治疗？

如果孩子已经生了冻疮，家长应及时处理。早期冻疮可用热水复温法，即将患处浸入 38 ℃～42 ℃的热水中，每日 3 次，每次半小时，以皮肤出现红色为宜，不便浸泡的部位可局部热敷。家长还可在孩子的冻疮处涂抹冻疮膏。

如果冻疮已破溃，家长应立即带孩子去医院就医，请医生做出相应的处理。如果冻疮反复，同时伴有关节疼痛等症状，则提示可能有其他疾病，家长应该及时带孩子到医院就诊。

48. 哪些原因易导致孩子发生冻疮？

冻疮多发生在远离心脏的末端部位，如手、足、耳轮等处。这些部位皮下脂肪较少，血管微细血流量也少。除了寒冷因素外，冻疮发生的原因还包括鞋袜潮湿、鞋过小过紧、营养不良、过度劳累、局部活动少等。

49. 冻疮对宝宝的身体有哪些危害？

初起时冻疮往往不易被察觉，待手脚感到刺痒、灼痛时，轻微冻疮即已形成了。这时如能及时采取措施，加强局部保暖，还能使冻疮逐渐好转。如果防冻保暖不及时，冻疮就会加重。紧接着，局部皮肤会变成紫红色，红肿而且有硬结。当感觉刺痒、灼痛、胀痛时，冻疮就不易治疗了。之后便会形成水疱或溃烂，表面有渗出液，并往往伴有感染。在寒冷潮湿的环境下，人体局部皮肤的温度在 0 ℃ ～ 10 ℃时，就能发生冻疮。轻微冻伤病理改变主要发生在表皮或真皮，严重冻疮还可伤及肌肉或骨骼，甚至导致局部组织坏死。

50. 湿疹能根治吗？

湿疹好发于 5 岁以下的幼儿。目前没有药物可以根治湿疹。家长

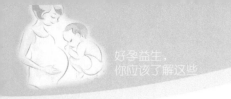
能做的就是通过护理以及药物来控制孩子的湿疹，以减轻湿疹对孩子生活质量和生长发育的影响。父母应当通过正规渠道获得专业知识，不要听信各种偏方、秘方，以免延误孩子获得治疗。

51. 哪些原因会引起宝宝湿疹？

引起宝宝湿疹的原因有很多，主要原因有以下两种：① 遗传的原因，比如家族中有人曾患过敏性疾病如哮喘、过敏性鼻炎、湿疹等；② 宝宝自身免疫系统不成熟。

52. 夏天热，有湿疹的宝宝能穿真丝类衣服吗？

真丝衣服不能给患湿疹的宝宝穿，也不能让宝宝接触到真丝制品，否则会刺激湿疹发作。接触宝宝皮肤的衣物一定要是纯棉、透气、不起球的衣物，包括宝宝皮肤能接触到的护理人员的衣物也应该是纯棉衣物。另外，毛、麻、化纤之类的衣物也应避免。

53. 如何区分痱子和湿疹？

痱子也叫热疹，是在高温闷热环境下，出汗过多，汗液排出不畅导致汗管堵塞、汗管破裂，汗液渗入周围组织而引起的皮肤炎症。痱子通常是界限清晰的小粒状红色皮疹，严重的皮疹上有白色脓点。湿疹的疹子没有明显分界，严重者有水疱，疹子上不会有白色脓点。湿疹多是由过敏所致，除此之外还由皮肤太干及天气太热所致，所以，应对湿疹除了降温外还需保持皮肤湿润。痱子是由环境闷热潮湿导致的，所以，应对痱子除了降温外还需保持皮肤干燥。

54. 有湿疹的宝宝能接种疫苗吗？

湿疹不是预防接种疫苗的禁忌证，湿疹不严重的宝宝可以正常接种疫苗。只有在严重顽固性湿疹急性感染期的宝宝才需要延迟接种疫苗。

55. 使用激素类药膏治疗宝宝湿疹的原则有哪些？

治疗宝宝湿疹的外用激素药膏的使用原则：

① 治疗时尽可能选用低等强度的药膏，除非要控制中重度湿疹的急性发作（此时可以选用药效强一点的激素药膏）。

② 一般每日使用一到两次。

③ 全身涂抹药膏时，使用面积尽量不要超过体表面积的1/3。

④ 使用时间以5～7日为宜，同一部位连续使用不要超过2周。

⑤ 如果要使用两种以上的药膏，那么涂抹每种药膏的时间要间隔半小时以上。